はじめての精神医学

村井俊哉 Murai Toshiya

★——ちくまプリマー新書
387

目次＊Contents

はじめに

「精神科」を受診するとき

「風邪気味かな」と思ったら内科に、「目が真っ赤に充血しているな」と思ったら眼科に、というように、皆さん、何か症状があれば、それぞれの診療科を受診されると思います。では「ここのところ気分の落ち込みが強くて」とか、「人前で話そうとすると緊張して手が震えて」といった場合、どの診療科を受診するでしょうか。

病院にはそれぞれの症状に対応するいくつもの診療科がありますが、その中の一つに「精神科」と呼ばれる診療科があります。ここで医師として働いている人たちのことを「精神科医」と呼びます。

精神科のある医療機関は大きく三つの種類に分かれます。一つ目は、総合病院の精神科です。内科などを継続して受診している折に、「最近寝つきが悪いので」という相談をした場合など、同じ病院の精神科の受診を勧められることもあります。二つ目は、精神科病院です。精神科に特化した病院で、外来診療も行っていますが、入院施設が中心の病院です。三つ目は精神科クリニックです。外来の医療機関で、交通の便もよいところにあることが多いので、不眠や気分の落ち込みなどの症状で、精神科を受診しようかな、と思ったとき、多くの方がまず受診するのが、精神科クリニックです。

以上のどのタイプの医療機関であれ、精神科医に相談すると、精神科医は、精神科の病気があるのかないのか、あるとしたら何という病気であるか、を判断します。これが、精神科での「診断」です。一般には「こころの病気」、「メンタルの不調」などとも言われますが、専門的には「精神疾患」とか「精神障害」という呼び方をします。精神科の病気の病名は、公式の診断基準リストでは数百という数になりますが、実用的には数十の病気に分けることができればおおよその治療の方針が定まります。精神科医は、それぞれの方の不安や悩みが、その数十の精神科の病気の中のどれにあたるのかを判断します。たとえば、「うつ病」、「統合失調症」、「自閉スペクトラム症」などが、精神科の病気の代表です。また、精神科の病気のどれにもあたらない、つまり治療は必要ない、という場合もありますので、その判断も行います。

診断が定まれば、治療を開始します。治療を開始する上で、「診断」は非常に大事です。「眠れない」と患者さんが言っているので睡眠薬を処方する、「気分が落ち込む」と患者さんが言っているので抗うつ薬を処方する、という場当たり的な治療では、治療はうまくいかず、症状を悪化させることが多く危険です。もちろん、「眠れない」とか「気分が落ち込む」といった症状そのものを和らげるような治療も行いますが（これを対症療法と呼びます）、重要度が高いのは、それぞれの精神科の診断名に対応する治療のほうです。

現在の精神科での治療は、薬による治療（薬物療法）がその中心になっています。加えて、専門的な心理療法を行うこともあります。精神科医は、患者さんとの信頼関係を築き、不安を和らげるような言葉をかけ、また、病気についてわかりやすく説明できるようなトレーニングを受けていますし、日々、その努力や工夫をしています。こうしたことはとても大事なことですが、すべての患者さんに行うこのような「メンタル面に配慮した応対」とは別に、病気によっては型の決まった心理療法を行うこともあります。それが「専門的心理療法」です。たとえばうつ病に対して、認知行動療法と呼ばれる専門的心理療法を一回五〇分で合計一〇回行う、といったものがそれにあたります。こうした専門的心理療法は、精神科医が実施するのではなく、最近国家資格にもなった公認心理師が実施し、医師と心理師が共同で治療にあたる方向になりつつあります（ちなみに、これまで臨床心理士と呼ばれていた専門職のほとんどが公認心理師という名称の国家資格を取得しましたので、本書では、この二つの名称を特に区別せず用います）。

治療の話でもう一つ重要なことは入院です。不安や興奮が激しい場合、自殺したくなる気持ちが抑えられない場合、精神症状に加えて身体の衰弱も著しい場合など、入院での治療は、本人の安全の確保のために、大切な治療選択肢となります。精神症状によっては、本人が自分自身の治療の必要性を、病気そのもののために認識できなくなることがあります。そして、「治療の必要などまったくない」、「入院など絶対したくない」と主張することもあります。このような場合には、本人の意に沿わない入院、つまり強制的な入院をしていただくこともあります。この判断は重く難しい判断となるため、治療のためにどうしても必要な範囲を超えて本人の人権が侵害されないよう、精神保健福祉法という法律で、医療者が行ってよいこと、行ってはいけないこと、行うべきこと、が定められています。

症状が回復し、中断していた学業や仕事に戻ることができれば、治療は終結となります。ただし、病気が再発する可能性が高いことがわかっている場合は、予防的に通院と服薬を続けていただきます。また、治療によって症状の一部が残ってしまうこともありますし、そもそも根本治療が存在しないような病気もあります。こうしたことによって社会生活が困難となっている場合には、継続的な診療に加えて、看護師の訪問などの在宅支援を行います。障害年金という制度の利用をお勧めするなど、生計面の助言をする場合もあります。

本書の目的

以上、精神科がどんなところか、自分自身が精神科を受診するという場面を想定すると、そのあとどのような流れになるか、具体的な流れを述べてみました。最初にこうしたことを紹介しましたのは、精神科も内科や外科と同じように医学の一部として、社会制度の中、特に医療制度の中に埋め込まれている、実用的な専門分野であることをお伝えしたかったからです。

とはいえ、**本書はメンタルヘルスのマニュアル本やユーザーズガイドではありません。**メンタルの調子が悪いのでとりあえず何をしたらよいのか、どんな薬を飲んだらよいのか、薬にはどんな副作用があるのか、障害年金を取得するには具体的にどの役所に相談しどういう手続きをとればよいのか、といったことを紹介することを目的とはしていません。そうではなくて、本書は、皆さんの生活に大きくかかわっている「精神医学」という専門分野が、いったいどのような専門分野であり、どのように人の心を理解しようとしているのか、そして心の変調に対してどういう働きかけをしようとしているのか、についてお伝えすることを目的としています。つまり**本書の目的は、精神医学という専門分野の全体像をお伝えすることです。**

また、本書が示す精神医学という専門分野の全体像は、これが最終型・完成型というわけではありません。「精神医学がどうあるべきか」という問題は「今日の社会がどうあるべきか」という、さらに大きな問題とも関係しています。本書の執筆時点で世界的大流行が続いている新型コロナウイルス感染症をめぐる問題について考えてみてもおわかりいただけるように、「大規模な感染症が拡大しているときに個人の移動の自由はどの程度まで制限すべきか」であるとか、「感染症にかかった人のプライバシーはどこまで保護すべきか」といった、病気や医療の話でありながら、社会の中で大きく意見が分かれるような問題が、現代社会では次々に生じてきます。

この社会を今後どのような方向へもっていくのかについて、私たちが議論を戦わせながら模索しているのと同様に、精神医学についても、どういうあり方が最もよいのか、模索中なのです。たとえば、部屋の中が散らかってゴミの山のようになっている人がいるとします。これを「精神科の病気」と呼ぶことにするのか、「困ったことではあるが自己責任の範囲内のこと」とするのか、「困ったことでもなんでもなくそういう生き方も個人の自由」とするのか、といったことには明解な境界線はありません。意見の分かれるこうしたことがらについて、それぞれの時代の精神医学は、ここからここまでは「精神科の病気」とみなし、治療の対象としよう、といったことを決断しているのです。

ということで本書では、現状の精神医学の考え方をお伝えした上で、現在の精神医学の考え方はこうではあるが、**本当に今のままがベストなのか、もっとよい精神医学はない**

のか、皆さん一人一人で考えるきっかけとしていただくことも期待しています。

ですので、喫緊に受診先を検討されている方は、本書ではなく、別の書籍をご参照ください。また、精神医学全体ではなく、特定の精神疾患について理解されたい方も、本書から入るとあまりにも遠回りですし、情報不足です。何しろ、主要な精神疾患だけでも二〇は超えますし、細かい診断名まで踏み込めば三〇〇を超えますから、一つ一つの病気について記すには、ページ数がまったく足りません。**関心のある精神疾患が定まっている方は、それぞれの病名について記した書籍を参照してください。**

本書の構成は、以下のようになっています。第1部は、「今の精神医学はどうなっているのか？」という観点から書かれています。現代の精神医学の考え方の大きな特徴は、精神科の病気を「メンタルの問題」としてひとまとめにせず、**精神科の病気を「複数形」で考える**ところです。つまり、精神科の病気は一つではなくたくさんあり、それぞれがまったく違う、そういう考え方をします。そこで第1部は、代表的な病気のそれぞれについて、紹介していくことになります。

一方で、第2部では、今の精神医学はこうなっているが、そもそもどうしてそうなっているのか、他の可能性はないのか、ということを考えていきます。第1部と対比するならば、「精神医学とはそもそも何なのか？」という観点からの記述と言えるでしょう。

ただし、本書は、スムーズに通読してもらえるようにするため、第1部の中で、「精神医学とはそもそも何なのか？」という話にも脱線して踏み込むことがあります。逆に、第2部の中で「今の精神医学はどうなっているのか？」というテーマに戻ることもあります。「現状」と「そもそも」をいったりきたりしながら、読者の皆さんにも私と一緒に「精神医学とは何か？」というテーマについて考えながら読み進めていただく、そういう構成にしています。

また、多くの箇所で、「私はこう思う」という私の意見を表明しています。かなり大胆なこともいくつも言っています。精神医学は、専門家によっても意見が違うことがたくさんある、そういう分野です。なぜ一つの意見ではなくたくさんの意見があるのか、そんなことでよいのか、と思われるかもしれません。しかし、そもそも、社会に関することは、発言する人の立場、利害関心が必ず影響します。すべての利害関心から離れた中立的な本が一冊あれば便利ですが、残念ながらそれは不可能です。すべての意見を混ぜ合わせ、誰が読んでも微妙に反論しづらいように上手に書くこともできないわけではないですが、その分野について、まずは強い関心をもってもらうための入門書としては、そのような書き方では役目を果たせません。

本書を読んで精神医学に関心を持たれた方は、ぜひ、他の著者の本も読んでみてください。いくつかの本を読み比べていくうちに、次第に、読者の皆さん自身の意見を持つことができるようになってきます。そして、その意見を、誰かの受け売りではなく、自分自身の意見として持つことができ、さらには、自分とは異なる意見もありうる、と考えることができるようになります。そこまでいけば、精神医学についての理解は相当なところまで深まったということができるでしょう。そうなれば、今の精神医学についてそれがおおよそどのようなものかが理解できているだけでなく、これからの精神医学がどうあるべきか、自分自身の意見を持つことができるようになっているでしょう。

なお、**本書では、こころの病気、精神科の病気、精神疾患、精神障害、を**相互互換的に、つまり、**同じ意味で用いています。**そのことと関連して、**「病気」、「障害」、「○○症」も同じ意味で用いています。**この違いを専門家同士で議論すると何時間も終わらない大変なことになるのですが、本書では、そこにはこだわりません。他にもっとお伝えしたいことがたくさんあるからです。ですから、これらの用語の違いは気にせずに読み進めていただければと思います。

第1部

今の精神医学はどうなっているのか

ストレスと体質

「○○さん、最近元気がないみたいだね。メンタルの病気じゃないかしら」

「最近、人間関係でだいぶストレスが溜《た》まっていたみたいだしね」

「でも、同じぐらいストレスがあっても、△△さんは、元気にやってるけどね」

「もともとの体質もあるんじゃないの。△△さんは鋼メンタルなのよ」


いかにもありふれた会話です。これは精神科の専門家ではない二人が、○○さんの最近の不調を「こころの病気」ではないか、と心配して会話している場面です。実は、この二人の会話、素人ながら、なかなかいい線をついているのです。

この二人は、○○さんの「こころの病気」の原因を、「体質」プラス「ストレス」で理解しているのです。もともとの体質として凹《へこ》みやすい人に、本人に抱えきれないほどのストレスがかかる。それでいよいよ「こころの病気」になる。そういう考え方です。

この考え方は専門的にも正しく、ごくごく一般論でいえば、たしかに、たいていの精神科の病気は、体質とストレスが重なって起きるのです。完全に同じではありませんが、「体質・プラス・ストレス」とかなり似た考え方として、精神科の病気を「遺伝」と「環境」の組み合わせとして説明する、「遺伝・プラス・環境」という考え方も精神科の病気についてよく言われることです。

ただし、「こころの病気は「体質」と「ストレス」の組み合わせで起きる」とか、「「遺伝」と「環境」の組み合わせで起きる」とかいった説明は、いい線はついているもののの、それでもやはり、まだ素人的なのです。もう少し言えば、**「たしかにそれはそうであって間違いではないけれども、言っていることが当たり前すぎて、それだけでは役に立たない」**説明なのです。

こころの病気はひとつではない

先に挙げた二人の会話例が専門家からみると素人的なのは、この二人の頭の中では、精神疾患を「メンタルの問題」として十把一絡《じっぱひとから》げにしているところなのです。

実際には精神科の病気は一つではなく、いくつもの精神科の病気があり、それぞれがかなり違っているのです。ストレスが大きく影響する病気もあればそうでない病気もあり、体質が大きく影響する病気もあればそれほどでもない病気もあります。

心は目に見えるものではありませんので、精神科の病気も目に見えるものではありません。ですから、いくつもある精神科の病気を商品棚に並べるように並べることはできません。それなのに、精神科の病気は一つではなく複数ある、と私が断言し、また現代の精神医学もそのように考えているのは、一つと考えておくより複数と考えておくほうが便利だから、というのがその理由です。いくつかに分けておくほうが、病気について理解しやすいし、病気の名前ごとにそれに適した治療をしたほうが治療がうまくいく確率が高くなるから、という実用的な理由なのです。

分類しすぎるのもよくない

このような私の意見に賛成していただいた上で、私の意見をもう一歩進めて、次のような意見を持たれる読者もいるかもしれません。

「精神科の病気を十把一絡げにするのではなく、いくつかに分けるのはとてもよい考え方ですね。そもそも、人それぞれで不安や悩みもそれぞれ違いますし、人は一人ずつ違いますからね。それならもう一歩進めて、一人ひとり別々の病名にするのがよいではないでしょうか。いや、一人ひとり別々ということなら、いっそのこと病気の名前をつけることなどやめてしまって、個々人に対して、一人ひとりのニーズに合わせた治療をすればよいだけではないでしょうか」

たしかに、人間は一人ずつ違います。ただ、人間は一人ずつ違うからといって「患者の数だけ病気の種類がある」という、一見もっともらしく聞こえる考え方は行き過ぎなのです。**分類は分けすぎると役にたたなくなるのです。**一人ひとりのニーズに合わせた治療はもちろん心がけなければなりませんが、ほどよい数の分類によって、精神科医は、それぞれの病気についてわかっていることを生かして、つまり専門知識を活用して、治療の成功率を挙げることができるのです。

つまり、優れた分類は、ほどよい数の分類である、ということになるでしょう。ですから、このあと紹介していく一つずつの病気も、その病気を持つ人が皆似たり寄ったりということではまったくありません。人は一人ひとり他人と異なるというのはもちろんのこと、同じ病気であってもその症状の現れ方は個々人でかなり異なります。それでも、「この程度の違いであれば別の病気ということにせず、同じ病気としておこう」という妥協点を探って作成されているのが、今の精神科の病名リストなのです。

精神科の病気の分類表

ということで、「今の精神医学はどうなっているのか?」という本書の前半の問いについて考えるには、「精神科の病気」を全体として考えるのではなく、それぞれの「精神科の病気」について考えていくほうがよいということになります。そこで、次の章からは代表的な精神科の病気を、全部まとめてではなく、一つずつみていくことにします。次章からの参考となるように、まず、現代の精神医学の代表的診断基準である、米国精神医学会による精神疾患の分類(DSM-5と呼ばれます)を表1(二八〜二九ページ)に示しておきます。この診断基準は歴史の中で何度も改訂され、最新のこの版になったのは二〇一三年のことです。

表1では、精神科の診断が二二に分類されていますが（リストの二〇〜二二はおまけのようなものなので一九に分類されている、というのがより正確な言い方です）、それぞれの項目の中に、いくつもの診断名が隠れています。これら隠れている診断名も数えると、精神科の病名は全部で数百ということになるのです。本書でこれら全部を紹介することはとてもできませんので、いくつかに絞って紹介していくことにします。各項目の中に隠れている病気のうち、本書で紹介する病気も、表1に示しました。

どれを紹介しどれを紹介しない、という基準は、その病気が重要かどうかという観点で選んでいるわけではありません。本書の目的は、「はじめに」で述べたように、精神医学の全体像を理解していただくことですから、「へえ、こんな病気もあるけど、こんな病気もあるの」という感想を皆さんにもっていただき、今日の精神医学全体が理解しやすくなることを第一の目標として、病気を選んでいます。ですから、読者のそれぞれの方が気になっていた病気について本書で紹介されていなかったとしても、お許しいただければありがたいです。

11. 排泄《はいせつ》症群
12. 睡眠—覚醒障害群
不眠障害
13. 性機能不全群
14. 性別違和
性別違和
15. 秩序破壊的・衝動制御・素行症群
素行症
16. 物質関連障害および嗜癖《しへき》性障害群
アルコール使用障害、アルコール中毒、大麻使用障害、ギャンブル障害
17. 神経認知障害群
せん妄、アルツハイマー病による認知症
18. パーソナリティ障害群
反社会性パーソナリティ障害、境界性パーソナリティ障害
19. パラフィリア障害群
20. 他の精神疾患群
21. 医薬品誘発性運動症群および他の医薬品有害作用
22. 臨床的関与の対象となることのある他の状態

表1　DSM-5による精神科診断分類（項目ごとに、本書で紹介する病気を太字で示した）

1. 神経発達症群／神経発達障害群
自閉スペクトラム症、知的能力障害、注意欠如・多動症
2. 統合失調症スペクトラム障害および他の精神病性障害群
統合失調症
3. 双極性障害および関連障害群
双極性障害
4. 抑うつ障害群
うつ病
5. 不安症群／不安障害群
社交不安症、パニック症、広場恐怖
6. 強迫症および関連症群／強迫性障害および関連障害群
強迫症
7. 心的外傷およびストレス因関連障害群
心的外傷後ストレス障害（PTSD）、適応障害
8. 解離症群／解離性障害群
解離性 健忘
9. 身体症状症および関連症群
身体症状症
10. 食行動障害および摂食障害群
神経性やせ症、神経性過食症

第2章　自閉スペクトラム症、知的能力障害、注意欠如・多動症

「発達障害」という言葉にご用心

この章で紹介する病気は、表1でいうと、神経発達症群／神経発達障害群、ということになります。まずは、その中の代表ともいえる「自閉スペクトラム症」から始めます。

自閉スペクトラム症、と言われても、ピンとこない方も多いかもしれません。一方で「発達障害」というと、それなら知っているという方は多いはずです。そこでまず、「自閉スペクトラム症」と「発達障害」という二つの用語の違い、関係について、説明します。

日本で広く通用している「発達障害」とは、二〇〇五年に施行された発達障害者支援法という法律で用いられている、言ってみれば法律用語・行政用語です。この法律用語としての「発達障害」は、医学の病名でいうところの自閉スペクトラム症に加え、注意欠如・多動症（ＡＤＨＤ）、学習症、などを含む、自閉スペクトラム症より広い概念です。

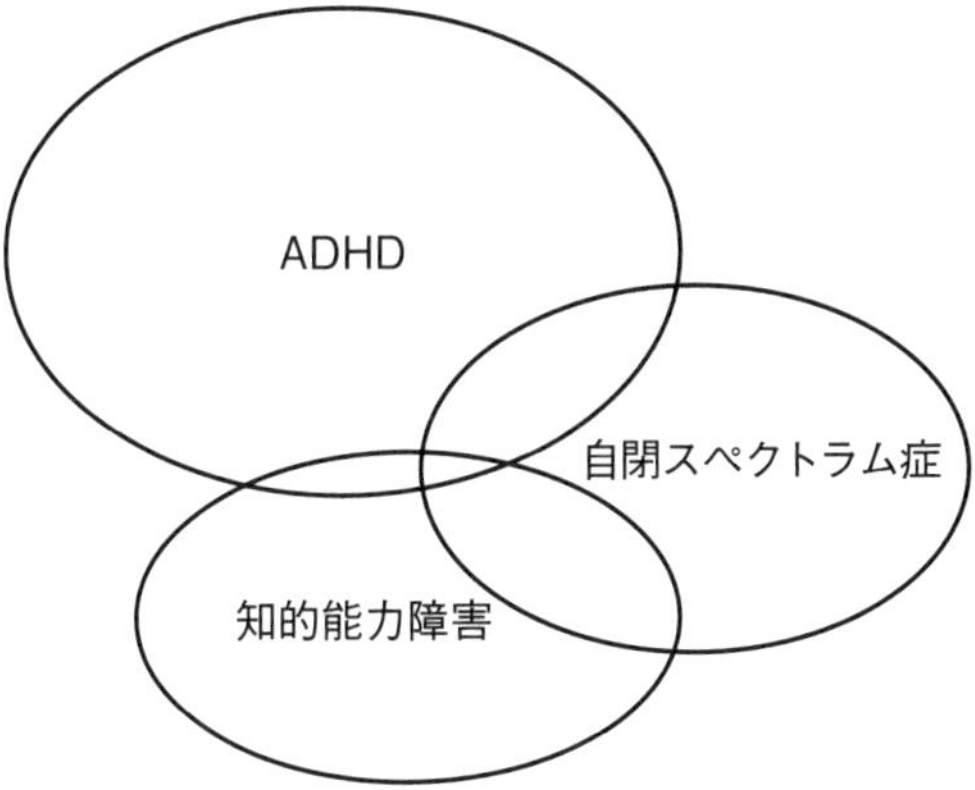

（重なり合い部分は「併存」と表現する。行政概念の「発達障害」は、ADHDと自閉スペクトラム症を含み、さらにこの図には示していない「学習症」を含む概念）

図1　自閉スペクトラム症、知的能力障害、ADHDの関係

つまり、「自閉スペクトラム症」は「発達障害」に含まれる、ということになります（図1）。

「発達障害」は便利な言葉なので、今日、行政や法律だけでなく、病院でも広く用いられています。しかし、「発達障害」という言葉は医学の側からみると問題が多いのです。まず、「自閉スペクトラム症」に加え、あとで紹介する「注意欠如・多動症（ADHD）」も含むので、どちらのことを言っているのかわかりにくいという問題があります。もう一つの問題は、医学の診断名である「自閉スペクトラム症」は、この症状とこの症状があれば「自閉スペクトラム症」と呼ぶことにする、というはっきりした診断基準があるのですが、行政用語の「発達障害」についてはそれがありません。そのため、皆が何となくこの言葉を使ってしまい、人によってその範囲がばらばらになる危険性があるのです。発達障害の範囲を極端に狭く考える人と極端に広く考える人で、診断に大きなばらつきが起きてしまう危険があるということです。

そういうこともあって、次の節で紹介する「知的能力障害」は、「自閉スペクトラム症」とは異なる病名ですが、何となく言葉が似ているので、「発達障害」に「知的能力障害」が含まれると誤って理解している人もかなりいるのです。

「発達障害」について書かれている多くの一般書は、実際にはそのほとんどのページで「自閉スペクトラム症」について述べています。ですので、ここからは「自閉スペクトラム症」という言葉で話を進めます。ただし、それがいわゆる「発達障害」のことである、ということを思い出していただくために、ところどころ、通称「発達障害」のことであることを注意喚起することにします。

用語のことで、ついでに説明しておきますと、自閉症、自閉性障害、広汎性発達障害、アスペルガー症候群、自閉スペクトラム障害、といった病名を聞かれたことがある方もいるかもしれません。専門家には叱られるかもしれませんが、これらの用語も、あえてとても大雑把な言い方をすれば、自閉スペクトラム症と同じことです。こうした名称は現在の精神医学の正式診断名としては使われなくなってきていますが、そういう言葉をみたら、おおよそ「自閉スペクトラム症」のことか、と考えていただければよいでしょう。

自閉スペクトラム症

話を戻します。自閉スペクトラム症は、「社会コミュニケーション能力の障害」と「限定され反復する行動様式」の二つを特徴とします。これらどちらか一方だけでなく両方があることが自閉スペクトラム症の診断には必要で、また、これらの特徴は幼少期からみられていることが診断には必要です。

事例：一四歳、男性。幼少期から視線が合わないことに家族が気づいていた。小学校の成績はよいほうであった。ただ、友達がまったくできず、学校から帰ると、日本の鉄道の網羅的な路線図が記された本を一人で眺めて過ごす毎日だった。また、並べた本や図鑑の位置を母親が移動すると、混乱し激しく怒った。中学生になり、同級生からの冗談を言葉通りに受け止めて真顔で怒るため、いじめられるようになり、不登校となった。

自閉スペクトラム症の二つの診断基準のうちの一つ目、つまり「社会コミュニケーション能力の障害」とは、平たく言えばコミュニケーションが苦手、空気が読めない、ということです。ただ、これをどこまでが正常とするのか、どこから病気にするのかは簡単なことではないですよね。読者の皆さんの中にも自分自身にもあてはまるかもしれない、と感じられた方も多いと思います。

これは以下の精神科の病気のすべてに共通することなのですが、正常と病気の境界線はほとんどの場合があいまいです。つまりグレイゾーンは広いのです。そこで、**境界線をどこに引くかの問題は、精神科ではいつも発生します。**そのため、自閉スペクトラム症の診断は、これまで過剰になりがちでした。今でもそういう面があります。先に述べたように日本では、自閉スペクトラム症のことを、専門家でも「発達障害」という言葉で呼ぶ習慣がありますので、精神科にいくと「発達障害の可能性あり」と言われる頻度がやや行き過ぎになっていたのです。

こうした問題を解決するために、精神科医が気をつけているのは、今の状態だけで診断しないということです。高校生ぐらい、あるいは大人になって受診された人が、対人関係が苦手だと言ったとしても、それだけで自閉スペクトラム症の診断に飛びつかず、まずは、幼少期のことを詳しく聞きます。そして、家庭や幼稚園や小学校での様子が、他のお子さんと大きく外れるようでなければ、自閉スペクトラム症ではないだろう、という判断をします。

そのように慎重にしても、過剰診断が続いていたため、二〇一三年に改訂された米国精神医学会の診断基準（表1でリストだけ示したDSM－5のことです）では、「社会コミュニケーション能力の障害」ということに加え、「限定され反復する行動様式」という特徴があることが診断には必要になりました。先に挙げた事例では、毎日、儀式のように鉄道の路線図を眺めている行動がそれにあたります。この「限定され反復する行動様式」についても、それが幼少期から存在することが「自閉スペクトラム症」の診断には必要となります。また、周りの子と比べて際立って興味の幅が狭い、ということも、診断には必要です。単なる鉄道マニアというレベルではない、ということです。こうした点を十分に理解した上で、診断基準が用いられるようになれば、精神科を受診する人に「発達障害の疑い」という言葉が過剰に用いられる状況はもう少し改善していくことが予想されます。

自閉スペクトラム症の場合、「社会コミュニケーション能力の障害」や「限定され反復する行動様式」という中心症状が、薬での治療で大きく改善することは期待できません。自閉スペクトラム症を持つ人は、これらの特徴を持ちながら、生涯にわたり生活していくことになります。ということは、何としても症状を取り除こう、という考え方ではなく、自閉スペクトラム症を持つ人にとっても暮らしやすい社会を作ることが、一番の解決ということになります。

グレイゾーンをどこまで含めるかによって、自閉スペクトラム症の頻度の見積もりは変わりますが、代表的な統計では一〇〇人に一～二人と考えられています。男性は女性より頻度が高く三倍程度です。

このような数字をもとに、読者の皆さんの小学校時代、中学校時代の記憶を振り返ってみてください。自身や、あるいはご家族のどなたかが自閉スペクトラム症の診断にあてはまる、という方もいるかもしれません。また、そうでない場合であっても、自分の学級の中に、あるいは隣のクラスに、そういう見方でみると自閉スペクトラム症だったかも、という同級生は思いあたらないでしょうか。一〇〇人に一～二人ということを考えると、むしろ、そういう同級生がいた、と考えるほうが自然です。仮にその同級生をA君としましょう。また（思い出すのは少しつらいことかもしれませんが）、A君は、周囲と違う様子、ということによって、いじめの対象になってはいなかったでしょうか。A君の親御さんは、いじめにあって学校に行きたがらなくなったA君をみて、どんな気持ちであり、どんな苦労があったでしょうか。小中学校のときの皆さんの記憶で思いあたったA君は、まもなく成人になるころだとします。A君は、就職してうまくやっていけるでしょうか。

これまで、芸術のセンスなど、自閉スペクトラム症を持つ人の特殊な才能が強調されすぎることがありました。自閉スペクトラム症を持たない人と同じく、芸術家として生計をたてていけるほどの芸術の才能は、自閉スペクトラム症を持つ人にとっても稀《まれ》なことです。むしろ、自閉スペクトラム症を持つ人の才能は、粘り強さ、正確さ、律儀さ、などといった部分で、つまり通常の仕事の中で、発揮されることが多くあります。一方で、臨機応変な対応は苦手な人が多いです。自閉スペクトラム症を持つ人の力がうまく生かせるような社会の仕組みづくりは、現状まだまだ不十分であり、工夫と改善の余地が多く残されています。

知的能力障害は一〇〇人に一人か二人

「発達障害」という言葉が広く使われるようになったため、混同されることも多いですが、知的能力障害は、自閉スペクトラム症とは別の概念です。知的能力障害は、これまで精神薄弱、精神遅滞などと呼ばれてきた概念と、ほぼ同じです。

自閉スペクトラム症と同じく、知的能力障害も幼少期からその特徴が明らかになりま

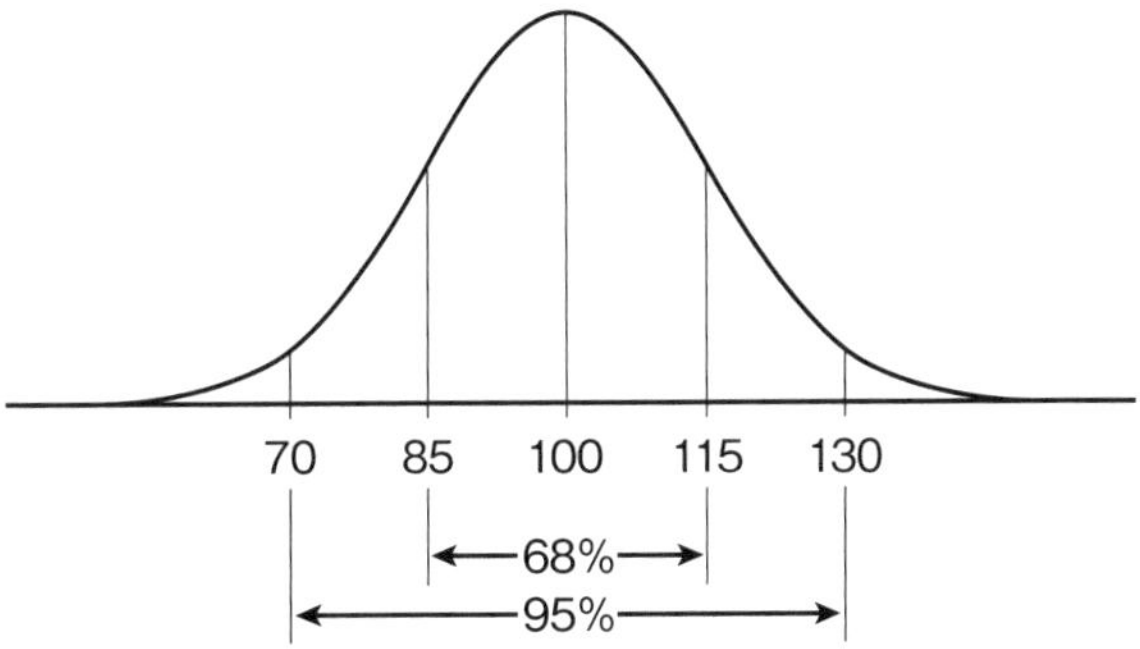

（横軸がIQを示す、縦軸はそのIQになる人がどのぐらいの割合かを示す）

図2　IQの分布

す。自閉スペクトラム症のほうが、社会コミュニケーション能力の障害がその特徴であるのに対し、知的能力障害は、知的能力の障害がその特徴となります。したがって、知的能力障害の診断に該当する人が、自閉スペクトラム症の診断にも該当する、ということはあります。一人の人が二つの診断を持つことを、医学では「合併している」とか「併存している」といいます。この場合、「自閉スペクトラム症と知的能力障害が併存している」という言い方をするのです。

人の知的能力のばらつきを表す指標は知能指数（ＩＱ）と呼ばれます。図2を参照しながら読み進めてください。

このＩＱという指標は、平均が一〇〇になるように得点を調整しています。そしてそのばらつきも調整しています。具体的には、平均の一〇〇あたりに来る人が多くなるように、両端の人は少なくなるように、図のようなかたちになるように点数を調整しています。このばらつきの指標のことを統計学の用語で「標準偏差」と呼びますが、ＩＱについては、一標準偏差を一五と定めていますので、二標準偏差が三〇となります。そして、ＩＱ七〇未満が、知的能力障害の一つの目安とされています。ＩＱは標準化されているので、「平均マイナス二標準偏差」であるＩＱ七〇未満に、どのぐらいの割合の人が入るかは、理論的に決まります。その割合は二・三％です。つまり理論的には知的能力障害を持つ人は人口の二・三％ということになるのです。ただし現実にはＩＱ七〇未満でも、社会生活上の困難はそれほど大きくない、という人もいるので、そういう人は知的能力障害に含めません。結果として、知的能力障害に該当する人の割合はもう少し低くなり一～二％というところになります。

自閉スペクトラム症の解説で皆さんの小中学校時代を振り返っていただいたのと同様に、知的能力障害についても、同じことを行ってみましょう。一〇〇人に一～二人、つまり割合としては自閉スペクトラム症と同様ですが、同級生にそのような人はいたでしょうか。実は、この障害を持つ人の人口における実際の割合から推測されるよりも、知的能力障害を持たない人が、知的能力障害を持つ人に小中学校での同級生として接する可能性は低くなります。多くの場合、知的能力障害は、乳幼児健診でその診断が決まります。そして、育成学級や特別支援学校に進む人がほとんどになるからです。そして、成人しても、例えば専門の作業所や福祉施設などが、その活動の場となります。

そのため、自閉スペクトラム症の場合に述べたような、「周囲と違っていること」による学校でのいじめ、といった問題は、生じにくいかもしれません。しかし、一〇〇人に一～二人という高い割合に相当する、この障害を持つ人たちの暮らし、その家族の暮らしを、家族にこの障害を持つ人がいる場合は別として、私たちは十分に知らないままにこれまで生きてきていないでしょうか。社会のあり方として、これでよいのでしょうか。

私たちは、実生活を通じて、社会のこと、社会の中の人たちのことを理解します。そのため、実生活での接点が少ない人たちについては、その人たちがどんなことを考えているのか、どんなことに悩みを持ち、どんなことを願って暮らしているのか、暮らし向きはどうなのか、といったことを理解する機会が乏しくなってしまいます。そして、よく知らない相手に対しては、私たちは偏見をもちやすくなります。

私たちは、実生活を通じて、社会の中の様々な人たちのことを理解します。それに加えて、テレビやSNSなどのメディアを通じて、社会の中の様々な人たちのことを理解していきます。一例を挙げますが、「サザエさん」の登場人物に知的能力障害を持つ人は一〇〇人に一人ぐらいの頻度で登場してくるでしょうか。最近だと知的能力障害を持つ人がドラマに登場することは増えていますが、ことさらに知的能力障害を持つ人をテーマにするかたちではなく、自然に登場しているでしょうか？

注意欠如・多動症（ADHD）

通称ADHDと呼ばれる病気です。Attention（注意）、Deficit（欠如）、Hyperactivity（多動）、Disorder（症）からの頭文字です。その名のごとく、「不注意」と「多動」（落ち着きのなさ）を特徴とする病気です。小学生の時に気づかれることが多く、忘れ物をする、整理整頓ができない、などの「不注意」と、じっとしていられない、順番を待たずに発言してしまう、などの「多動」がみられます。授業時間じっとしていることができないため、問題のある子という目でみられてしまいます。これらのことで失敗を重ねると、自信を失っていくことになります。大人になると、「多動」のほうは目立たなくなることが多いのですが、一方で、部屋が片づけられない、約束をすっかり忘れて失敗する、などの「不注意」の問題は続くことが多いのです。

落ち着かない、片づけられない、ということは、誰にでもあることですので、過剰診断とならないよう、医師は注意します。大手メディアでＡＤＨＤが広く紹介されたあと、「自分はＡＤＨＤではないか」と心配して、実際にはＡＤＨＤの診断には当てはまらないたくさんの人が突如病院に来られることが過去にありました。ＡＤＨＤに関しては、一定程度効果のある薬があります。ただ、薬での治療よりも、まず優先することは、環境の調整です。常識的に考えても想像できるように、ＡＤＨＤを持つ人は、気の散りやすい環境が苦手です。また同時に複数のことを言われると、どちらか、あるいは、両方を忘れてしまいます。ですので、子どもであれば、落ち着いた環境を整え、やるべきことは一つずつ伝えていくのがよいでしょう。そうすることで、失敗したり叱られたり、という経験をすることが減ります。失敗体験が減り成功体験が増えることで、自信を取り戻すことが可能になります。

「自分はうまくできる」の大切さ

これは、精神科の病気の多くに共通していえることですが、「自分はうまくできる」という自信を持つことは、それで病気そのものが治るわけではなくても、社会生活の困難を減らす方向へと働きます。この「自分はうまくできる」という感覚のことを、心理学の専門用語で「自己効力感」と呼びます。精神科の病気の中には、例えばあとで紹介する双極性障害の躁《そう》状態の場合がそうですが、「自分はうまくできる」というこの感覚、つまり自信過剰が失敗につながることもあります。また、精神科の病気の有無にかかわらず、大きな挫折体験は、人生全体を考えたときには大きな糧《かて》となることはあります。つまり「自己効力感」は万能ではありません。とはいえ、そうした例外を除き、精神科の病気を持つ人の多くは、病気そのものの症状だけでなく、その病気を持ったことによる様々な困難、たとえば受験の失敗、失業、友人関係の破綻《はたん》、などによって、自分自身の実際の潜在的な力を低く見積もってしまっていることが多いのです。そういう意味で、「自己効力感」を高めるような働きかけは、精神科の病気を持つ人に対して、多くの場合、大事です。このことをより平易な言葉でいうならば、「ダメ出しするのではなく、よいところをみつけて褒めるようにする」ということでしょうか。「褒める」という言葉には、「自分で自分を褒める」も含まれます。

「ADHDを生み出しやすい社会」

話をADHDに戻します。本人がうまくやっていける環境を整えて「自己効力感」を高めることが大事、ということであれば、大人の場合、ADHDを持つことが不利になりにくい仕事を選ぶのがよい、ということになります。ただ、現代社会の難しさは、ADHDを持つ人には向かない仕事がますます増えていることです。一つの作業を行っているときはその仕事のことだけを考え、手順に従って進めていけばよいような仕事は、ADHDを持つ人にとって、比較的取り組みやすい仕事でしょう。ところが、現代社会の仕事のほとんどは、それとは反対に、同時並行でいくつもの仕事を進めていくことが要求されるようになっています。同時並行でいくつもの仕事が課せられることを「マルチタスク」と呼びます。

歴史の中で現代ほど「マルチタスク」が要求される時代はありませんでした。現代社会は言ってみれば、「ＡＤＨＤを生み出しやすい社会」なのです。つまり、別の時代であれば、ＡＤＨＤであるとみなされてはいなかった人たちが、今日はＡＤＨＤとみなされるようになってきているのです。

皆さんの自身の生活を振り返ってみてください。テレビを見ながらスマホを操作して同時に家族と会話をしている、ということはないでしょうか。そして、間違ったメールを送信してしまった、話を半分だけ聞いて的外れな返答をして家族から叱られた、という経験をされたことはないでしょうか。ＡＤＨＤの頻度は、小学生で一〇〇人に五人程度、大人ではもっと低くなる、というのが現代の統計のデータですが、「マルチタスク」を要求する社会の流れがますます加速すると、今後、ＡＤＨＤの頻度は、もっと増えてくることも危惧されます。かといって社会を昔に逆戻りさせることもできませんから、むしろ、ＡＤＨＤ的な失敗を減らすような技術や仕組みを社会の中に埋め込んでいくことが求められるのかもしれません。

なお、自閉スペクトラム症の診断に該当する人には、ＡＤＨＤの診断にも該当する人が一定数います。そのこともあって、両方の病気を含む「発達障害」という行政用語が日本では好んで用いられるのですが、「発達障害」というあいまいな言葉をあまり使わないほうがよい理由は、先に述べたとおりです。そのような場合は、ＡＤＨＤと自閉スペクトラム症の併存、と呼ぶほうが正確です。

その他の病気

この章ではここまで、自閉スペクトラム症、知的能力障害、注意欠如・多動症（ＡＤＨＤ）について紹介してきました。表1では、これら三つの病気は、「神経発達症群」という診断のまとまりの中に含まれています。この「群」に含まれる病気（障害）は、すべて、幼少期からその特徴が現れ、多くの場合、人生を通じて、その障害の特徴が続いていく、そういう病気です。この三つ以外に、今回、残念ながら紹介できなかった重要な病気として、「学習症」、「チック症」があることを述べ、本章を終えることにします。

第3章　統合失調症、双極性障害、うつ病

統合失調症の原因は不明

事例：二二歳女性。大学に進学後、一人暮らしをしていた。数か月、授業にまったく出てこなくなったと大学から家族に連絡があり、家族が駆けつけた。家族が部屋に入ってみると、本人は、パソコンの前で正座し、宙をみつめ、小さな声でなにかをしゃべり続けている状態だった。家族が何とか病院へ連れて行き、その日に入院が決まった。二か月の入院で、普通に会話ができるようになり退院となった。入院前後、独り言を言っていたときの気持ちを後から聞くと、「自分に話しかけてくる声が聞こえてきていたので、それに答えていた、始終誰かに自分のことを監視されているように感じていた」とのことであった。退院のあと、「声が聞こえてくる、監視されている」といった感覚はなくなったが、授業に出席する、試験の準備をす

る、といった意欲が十分に戻らないので、いったん休学し、実家で静養することにした。

第2章で紹介した病気が幼少期に始まるのとは異なり、統合失調症は、小学生、中学生にみられることは稀《まれ》であり、一〇歳台後半から三〇歳台ぐらいまでの間に始まることの多い病気です。特に二〇歳台前半は病気が最も起きやすい年齢です。この病気を生涯のうちに持つ人は一〇〇人に一人ぐらいであり、男女でその程度は大きく変わりません。

特徴的な症状は、幻覚と妄想です。幻覚と妄想は多くの場合、両方が同じ人に同じ時期に起こります。幻覚とは実際にいない人の声が聞こえてくる、などの症状で、妄想は、現実離れしたことを強く信じている症状のことです。幻覚も妄想も統合失調症以外の病気でもみられることがあるのですが、統合失調症の幻覚は、「悪口を言われている」、「自分の行動を批判されている」など「声」のかたちをとるもの、妄想は、「見張られている」、「監視されている」、「盗聴されている」など、本人にとって恐ろしく感じられるものが多いのが特徴です。

幻覚と妄想はどちらも、実際の現実を現実と受け止められなくなる症状です。その結果、病気の治療という観点からは困ったことが起きてきます。この病気を持つ本人が、自分自身の今の状態を病気として認識できなくなるのです。私たちは何かの病気になった場合、医師から説明を受け、納得をして治療を受けることになります。このことを、医学ではインフォームド・コンセントの原則という言い方をします。インフォームとは「情報を伝える」という意味、コンセントは「同意」という意味ですので、インフォームド・コンセントとは、病気についてのしかるべき情報を伝えられた上で患者が治療に同意すること、それがあって初めて治療は行われるという意味です。ところが、**統合失調症で幻覚や妄想が起きている場合は、本人にとって必要な治療を、本人が拒否してしまう、ということが起きてしまう**のです。

統合失調症という病気の代表症状である幻覚・妄想は、そういう意味では、現代社会にとって当然のこととなっている「医療という営み」にとっては非常に悩ましい症状であるといえます。病気になれば病院に行って、治療法があるのなら最善を尽くしてもらう。現代社会ではこのことは常識になっていて、「医療という営み」のない社会はちょっと想像がつかなくなっています。この「医療という営み」の大原則であるインフォームド・コンセントの原則を、その病気の症状自体が切り崩してくるところに、統合失調症という病気の難しさがあります。

この病気はこうした難しさがあるため、治療の必要性についての説得に応じていただけない場合は、本人の同意のない状態で強制的に入院させる、といった、非常に難しい判断を医師は行うこともあります。

統合失調症は、効果的な治療法がない重症の病気と考えられていたのですが、代表症状である幻覚・妄想に効果のある薬が一九五〇年代に発見されたことによって状況が変わりました。統合失調症の幻覚・妄想に効果のある薬は、脳の中の神経伝達物質であるドパミンの働きを調整することによって、その作用を発揮します。そして多くの場合、週から月の単位で、幻覚・妄想は改善していきます。そして退院が可能となります。残念ながら、治療はこれで終わりではありません。統合失調症の症状には幻覚・妄想という目立つ症状（これらを陽性症状と呼ぶこともあります）に加え、陰性症状という別のタイプの症状があります。陰性症状は、意欲がわかない、生き生きとした感情を表すことができない、といった症状で、この症状が強い人は、家に閉じこもりがちになり、学校に通ったり仕事にいったりすることが難しくなります。陰性症状については薬の効果も限られているのです。もう一つの問題は、幻覚・妄想は、いったん治療が成功しても、何か月かたってから、あるいは何年もたってから、再発する可能性があることです。そのため、統合失調症の治療は、最初の症状が落ち着いたあとも、幻覚・妄想が再発することを防ぎながら、本人の負担にならない程度で、就労を支援していくなどの、息の長い治療を行っていくことになるのです。

統合失調症の原因はわかっていません。こういう家庭環境の人がこの病気になりやすい、とかそういうことはありません。二〇歳を過ぎたぐらいの年齢で起きることが多いので、親が子育ての仕方を間違ったのでは、と素人的には考えてしまいがちですが、それは間違いです。また、環境の影響と比べると遺伝の影響が強いことが知られています。それでも、たとえば親や兄弟にこの病気がある人のうちこの病気を持つ人は一割程度です。前の章で述べた自閉スペクトラム症と同じく、統合失調症は、子育てや遺伝の影響を心配されている人が多くいます。ですが、子育てについては、自閉スペクトラム症も統合失調症も、ほとんど影響なし、遺伝については、多少の影響はあるが、この病気を持つ人が子どもを持ったとしてもその子どものほとんどはこの病気にならない、という意味で、その影響は弱い、と考えておいてよいでしょう。

二〇歳台前半に起きることの多い病気ですので、皆さんが小学校、中学校の時期を振り返った時、この病気を持つ同級生に出会う機会はほとんどなかったのではと思います。しかし、この病気は一〇〇人に一人の人にみられる病気です。家族や親戚で、この病気かな、という人がいても不思議ではありません。ところが、これだけ頻度の高い病気なのに、皆さんがこの病気について、私がこの章で述べてきたようなごく基本的なことさえ知る機会が少なかったのはなぜでしょうか。その大きな理由は、この病気に対する偏見です。精神科の病気の多くは誤解や偏見の対象になるものが多いのですが、特に、統合失調症は、現在でさえ、偏見の対象となりやすい病気です。偏見が強い病気は本人も家族も、その病気を持っていることを知られないようにします。そのため、つらいとき、助けが必要なときにも、周囲に助けを求めにくくなります。

ほとんどの場面で「普通の人」

今日では、幻覚・妄想という症状はドパミンという脳内物質の乱れで生じることがわかっています。また、幻覚や妄想に薬が効果を発揮すれば、その後、陰性症状などが残ることはあるものの、大雑把な言い方をすれば、その人は「普通の人」です。

ちなみに統合失調症、という病名の字面《じづら》には何の意味もありません。患者さんは「統合」が「失調」しているわけではありません。この病気はひと昔前、精神分裂病と呼ばれていました。その言葉の字面にも何の意味もありません。患者さんの「精神」は「分裂」しているわけではないからです。ちょうどよい病名がないので、昔の人がとりあえずそう呼ぶことにした病名を今でも用いているだけであって、この病気がどういう病気か、できるだけ手短に述べよと聞かれたら、「幻覚・妄想が一時的に起きて、繰り返すことも繰り返さないこともあり、幻覚・妄想が治まっている間は陰性症状がおきる人とおきない人がいる、そういう病気」と説明することになるでしょう。繰り返しになりますが幻覚・妄想が治まれば、「普通の人」なのです。

私は、こういう仕事をしている関係で、統合失調症を持つ人とも、様々な交流がありますが、「普通の人」にもいろいろあるように、統合失調症を持つ人も様々です。たとえば、政治的にはリベラルな立場の人も保守の人もノンポリの人もいます。人生を気楽に生きていきたいと考える快楽主義の人もいれば、生真面目で禁欲主義の人もいます。

それなのに、幻覚・妄想が活発な時の突飛な行動の印象が強いので、「怖い人だ、わけのわからないことを言っている人だ、こんな怖い人は病院に閉じ込めておいてほしい」というように思ってしまう人がいるのです。

こうした偏見を克服するコツはいくつかありますが、一番大事なことは「正しく怖《おそ》れる」ことです。実際、幻覚・妄想で大暴れされる人も極めて少数ですがいます。そういう場面にもし遭遇したら無理して自分で説得しようなどとせず、警察に通報するなどして、助けを求めてください。一方で、**ほとんどの場面では、統合失調症という病気で治療中の人は「普通の人」です。**普通に付き合っていただければと思います。「普通の人」と普通に付き合うとはどういうことかというと、腹の立つことを言われたらこちらも怒って抗議するし、嬉《うれ》しいことがあれば一緒に喜ぶし、気の合う人間であれば親友になるし、相性がよくなければほどほどのお付き合いにとどめる、ということです。自分の友人が体調不良でつらそうにしていたら、心配し気づかいし、自分なりの助言をしますよね。同じように、自分の友人であり統合失調症を持つ人が、病気の症状でつらそうにしていたら、ストレスがかかりすぎていないか、睡眠はとれているか、通院や服薬は続けられているか、という心配、気づかい、助言をしていただければと思います。

双極性障害、でも「普通の時期」が一番長い

双極性障害は、ひと昔前は「躁《そう》うつ病」という名前で呼ばれていました。そちらの名前のほうがピンとくる方も多いかもしれません。躁状態という状態と、うつ状態という状態の両方が起きる病気です。うつ状態とは気分が落ち込み、喜びの感情を失ってしまう状態です。躁状態とはその反対で、気分が高ぶり考えが次々に沸いてくる状態です。躁とうつの二つの「極」の間で、「気分」が行き来するので双極性障害、という名前で呼ばれるのです。

この病気の始まりは、自閉スペクトラム症よりは遅く、しかし、統合失調症よりは少し早い人が多く、一〇歳台の人が多いです。ただし、かなり高齢になってから病気が始

まる人もいます。男女で起こりやすさに大きな差はありません。この病気の頻度は、統合失調症と似ていておよそ一〇〇人に一人です。ただし、躁とうつのうち、躁については軽い状態しかみられない人も含めると、頻度はこの何倍かになります。遺伝・環境という点で言えば、この病気も自閉スペクトラム症や統合失調症と同じく、こういう家庭環境の人がこの病気になりやすい、ということはありません。一方で、環境の影響と比べると遺伝の影響が強いことが知られています。ただし、その影響は自閉スペクトラム症や統合失調症と同じ程度で、親がこの病気をもっていたら自分がこの病気になるのかどうかという観点でいうと、弱いものです。

「躁うつ」という言葉を聞いて、気分が沖合の大波のようにリズミカルに上がったり下がったりしている人というイメージを持たれるかもしれませんが、それは誤解です。事例を通じて説明してみます。

事例：一八歳の時、躁状態で病気が始まった男性。それまでの人生で、メンタルが不調になるような経験はなかった。当時高校生だったが、夏休み明けに登校した初日に、機嫌よく話し出すが止まらない、友人や教師が話を止めようとすると怒り出す状態であり、結局、家族同伴で精神科を受診し、入院となった。躁状態は三週間ほどで落ち着いたが、その後、今度は、逆に悲観的になり、躁状態の時期の登校時に学校で恥ずかしいことをしてしまった、自分はもう生きている資格がない、などの発言がみられ、自殺もほのめかすので、入院はさらに一か月続いた。つまり、この間、躁状態に続いてうつ状態が起きていたことになる。その後はしばらく大過なく、大学を卒業し営業職として就職していた。二六歳の時に結婚。ところが二八歳時、職場の人間関係でのストレスをきっかけとして、うつ状態になった。入院は必要なかったが二か月ほどこの状態が続き、仕事はこの間、病休とした。その後は、三〇歳と三三歳のとき、同じようなうつ状態がそれぞれ二か月ほど続いた。この時も仕事は病休としたが、病休の期間がこれまで何度もあったため、就職したときに願っていた仕事の昇進はあきらめざるをえなくなった。三七歳のときに、今度は躁状態が起きた。会社で大騒ぎとなり、入院治療によって、躁状態自体は回復したが、職場に居づらくなり、この時点で退職した。また、この時期と相前後して離婚している。その後は、障害年金とアルバイトで生活を続けている。現在四八歳である。

うつ状態や躁状態の起きるパターンは人それぞれです。ただ、この事例は典型例といってもよいですが、病気が始まってからの後の人生の三〇年のうち、通算で**一番長いのは「躁でもうつでもない普通の気分の時期」**です。次に長いのが「うつの時期」です。そして一番短いのが「躁の時期」です。そして、躁状態もうつ状態もそれぞれは、半日とかそういったことではなく、一度始まると、数週間から数か月続きます。「気分の大波が一定のリズムで続いている状態」というイメージとはかなり違いますよね。

また、この人の人生の中でほとんどの時期は躁でもうつでもないという点にも注目していただきたく思います。統合失調症と同じように再発を繰り返すことの多い病気ですが、統合失調症とは違って、激しい症状が治まった時期に、陰性症状と呼ばれる意欲低下がいつまでも続くことはありません。ですから、人生の中の一部の時期を除けば、仕事にせよ学業にせよ、普通にやっていく力はあるのです。それなのに、この事例の人の人生は苦労続きです。学業にせよ、就労にせよ、結婚生活にせよ、ほとんどの時期は順調だったとしても、何年かに一度であったとしても数か月という中断期間があると、その人の人生には大きな損失となってしまうのです。

幸いにも、双極性障害も、統合失調症と同じく、一定の効果がある薬があります。双極性障害の場合、薬の治療で一番大事なことは、再発を防ぐことです。これはなぜそうなのか、まだほとんどわかっていないのですが、リチウム（リチウム電池で使われる、原子番号三番のあのリチウムです）に、双極性障害の再発予防効果があるのです。

初回の躁状態やうつ状態を食い止めるには治療は間に合わないことが多いので、初回に関しては、この病気を持つ人は、学校や職場で大失敗をしてしまうかもしれません。けれども、再発予防がうまくいけば、昔と変わらない皆さんの同級生であり同僚です。元気で復帰されたことを共に喜び、病気の始まりのときの失敗は、病気のせいであったことを皆が理解し、これまで通りにお付き合いいただければと思います。

もう少し大きな観点としては、社会ができることとしては、再チャレンジが可能な社会であることです。せいぜい数か月で治ってしまう躁状態のために、仕事を辞めることになり、その後の就職に苦労されている人はとても多いのです。社会の仕組みづくりで、さらにできることはありそうです。

うつ病は治療すべきか？

双極性障害は躁状態とうつ状態の両方が起きる病気でした。うつ病は、このうちうつ状態だけがおきる病気です。そう考えてみると、うつ病は双極性障害の一部に含まれるのでは、と皆さん思われるかもしれません。しかし、実際にはかなり違う病気なのです。

一番の違いは、双極性障害や、この章の最初に紹介した統合失調症が、ストレスや環境が原因で起きる病気というよりは、どちらかといえばそういう体質を持った人に起きやすい病気であるのに対して、うつ病は、ストレスや環境が原因で起きることが多い病気なのです。もう少し正確にいえば、うつ病というのは、とても広い概念で、双極性障害と同じように、「そういう体質であるためにうつ病になりやすい人」もいれば、「体質とはほとんど関係なく、ストレスや環境で起きる人」もいる、そういう病気なのです。

「ブラック企業」という言葉がありますが、パワハラが当たり前のような会社に運悪く就職してしまったら、メンタルが相当強い人でも、誰でもうつ病になって当たり前です。

子どもに先立たれた親がうつ病になるのも自然なことです。

事例：三六歳の女性。事務職として、これまで問題なく仕事ができていたが、半年前に部署が変わってから、上司との折り合いがうまくいかなくなり、仕事にいくのがつらくなってきた。夜になると涙ぐむことも多く、頭の中では同じことばかりがぐるぐる回って眠れない。食事は無理してでもとるようにしているが、喉を通らず砂をかむような気分になってきた。テレビを見ていても上の空で楽しいと思えず、笑顔が出ることもなくなった。休みの日に友人から電話がかかってくると、仕事の用件でもないのにドキッとしてしまう。このような状態が二か月も続くので、夫が心配して精神科の受診を勧めた。夫婦関係にはこれまで大きな問題はない。うつ病の診断で二か月仕事を休み、抗うつ薬を服用し、自宅で静養した。次第に気分が晴れ、睡眠・食欲はどちらも改善、同時に配置についての相談を会社と進め、無事職場復帰できた。

統合失調症での幻覚・妄想や、双極性障害で躁状態とうつ状態の両方の状態が別の時期に唐突に始まることは、なぜそんなことが起きるのか、私たちが自分の身に置き換えて考えようとしても、なかなか理解し共感することは難しいものです。「そういう病気だからそういうことになる」と考えるしかないのです。それに対してうつ病ではその多くの場合は、「その立場におかれたら、自分であっても同じように気分が落ちこむだろうな」と考える、そういう状態なのです。

人生にとって当たり前のことなので、そのままにしておくほうがよい、治療などしないほうがよい、という意見を持つ人もいます。大切な家族を失った後の嘆き悲しみを、薬で治療するなどは不自然なことで、涙をたっぷり流して、嘆き悲しみを通じて、亡くなった家族とゆっくりとお別れをするほうが自然ではないだろうか、という考え方です。

それはまったくその通りであり、実際、治療をしないこともあります。それでも、やはり治療はしたほうがよい場合はあるのです。それは、その自然な嘆き悲しみが長く続きすぎている場合です。こうした場合には、最初は自然な嘆き悲しみだったのが、それが続くうちに体の調子がおかしくなってしまい、自力では元に戻すことができない状態になっている、と考えるのです。もう一つは、その嘆き悲しみが強すぎる場合です。これは双極性障害のうつ状態の場合でも同じことですが、うつ病の治療で一番気をつけないといけないのは自殺です。**命を失ってしまっては、その悲しみが理由のある嘆き悲しみであり、その悲しみを克服した暁には人を成長させるような悲しみだったとしても、もうもとに戻せません。**

うつ病は、さまざまな挫折をきっかけとして起きることが多いです。たとえば、受験の失敗、失恋などです。これらのことは当の本人にとってはとても大きな挫折ですが、長い人生の中で、たとえば二〇年後に振り返れば、ちょっと苦い思い出となります。そういえば若いころあのようなこともあったなと、それもまた自分の人生の一部としてしみじみと思いだすことのできるそういう思い出です。人が歳《とし》をとって「自分の人生がこうであった」と、もし自叙伝を書くとしたら、その自叙伝の一章一章をつくるのは、もちろん楽しい出来事もありますが、おそらく半分以上は苦い思い出ではないでしょうか。ですから、人生全体でみると苦くつらい時期を過ごすことも大切なことであるともいえます。

ところが、うつの程度が強くなりすぎると、人は、極端に視野が狭くなってしまいます。たとえば、受験に失敗したなどの挫折体験の後、これでもう自分の人生はおしまいだ、生きている意味はない、といったように、極端な考えに陥ってしまうのです。つまり、うつ病の始まりにはそれなりに納得のいく理由があったとしても、重症になってしまうと、判断がその人の通常の冷静な判断ではなくなってしまうのです。ですから、こういう場合は治療をしたほうがよいといえるのです。

うつ病も、先に紹介した自閉スペクトラム症やＡＤＨＤと同じく、どこからどこまでを病気とするのかの境界線がはっきりしない病気です。しかし、少なめの見積もりでも、一〇〇人に六人程度が生涯のうちに患うことのある病気です。ここまで紹介してきた、自閉スペクトラム症、統合失調症、双極性障害が一〇〇人に一人程度で、それでもかなり多い病気といえますが、うつ病については、それよりはるかに頻度が高いことになります。しかし、私たちがこれまでの人生で乗り越えてきた苦難の数々、今後の人生で待ち受けている苦難の数々を考えると、これだけ多くの人がうつ病になることは、ある意味、あたり前のことともいえるでしょう。

これだけ多い病気なので「こころの風邪」という表現をする人もいますが、「風邪」よりはずっと重大な病気です。自殺の考えが消えなければ、その時期は入院して、乗り切ることも必要です。幸いにも、うつ病についても、ある程度効果のある薬がわかっています。統合失調症の場合、脳内物質のドパミンの働きを調整する薬が有効であるということを述べましたが、うつ病では、別の脳内物質であるセロトニンの働きを調整します。この薬をＳＳＲＩ（選択的セロトニン再取り込み阻害薬 Selective Serotonin Reuptake Inhibitor）と呼びます。長い名前なので、本書ではこの後、ＳＳＲＩで通します。

いうまでもないことですが、薬で脳の中のセロトニンを整えても、ブラック企業はブラック企業のままです。けれども、治療をすることで、こういう厳しい状況に対して、冷静に対応する心を取り戻すことができるのです。

第4章　不安症、強迫症

「神経症」という言葉

精神医学で昔は非常に広く使われていたのに、最近は公式には使われなくなった言葉に、「神経症」という病名があります。「神経症」は英語で言うとニューローシス(neurosis)ですが、皆さん、この言葉はピンときませんよね。ドイツ語で言うと、ノイローゼ(Neurose)です。こちらは耳にしたことがあるのではないでしょうか。

ドイツ語の単語で、日本で広く使われているものと言えば、ゲレンデ、アイゼン、などの、スキーや登山の用語があります。こうしたドイツ語の単語が流通しているのは、日本でこれらのスポーツの振興にドイツ人が貢献したからなのです。では、ノイローゼというドイツ語がどうして日本語になっているのか、というと、この病気の概念を広めることに貢献した一人の非常に有名なドイツ人精神科医がいるからなのです。ジークムント・フロイトです。フロイトは、一八五六年にドイツ語圏のオーストリア帝国に属する町（現在はチェコの領内）で生まれました。彼が産み出したのが「精神分析」と呼ばれる一つの学問です。

今日、精神科の病気は、内科の病気と同じように、薬での治療が主流となっています。ただし、それに加えて、カウンセリングによって「人間が言葉を使って心に働きかける」方法も用います。この後者の方法を心理療法と呼ぶことは最初に述べましたが、その心理療法には、いくつもの流派や学派があります。そのうちの最も大きな流派の一つが、フロイトが創始した精神分析なのです。

精神医学に対する精神分析の影響は、一九七〇年代ごろまでは、今よりもずっと強く、そのため、この章で紹介する精神科の病気の多くが、「〇〇神経症」という名前で呼ばれていました。不安神経症、強迫神経症、などです。しかしながら、精神医学は、その後、精神分析を離れ、薬を使った治療が中心になったのです。そのため、現在ではフロイトや精神分析の用語を使わないようになっているのです。本当にそれでよいのか、と考えられた読者の方もいらっしゃるかもしれません。それは重要な疑問ですが、今の精神医学がこれでよいかどうかについては、あらためて第2部で考えていきたいと思います。第1部は、現状の精神医学の主流の考え方に沿って引き続き話を進めていくことにします。フロイトによってかつて神経症と呼ばれていた病気は、現代の病名にあてはめると、いずれも、広い意味で「不安」が、その症状の中心であるような病気、ということになります。

社交不安症

まずはそのような「不安症」の代表である「社交不安症」を紹介します。

事例：二四歳女性、会社員。もともと人前で話すのは苦手なほうだったが、学生の時は、生活に大きな支障はなかった。就職して社内でのプレゼンテーションの時などに、緊張して手が震え、声が上ずり、動悸《どうき》や顔のほてりもあり、プレゼンテーションがいやでたまらなくなった。内科を受診したところ「対人恐怖でしょう」とのことで、安定剤を処方された。発表の前に安定剤を飲むと、不安感はましになるが、根本的に治療できないかと考え精神科を受診した。精神科での治療開始後、一か月ほどで症状は大幅に改善し、半年後には薬を必要としないほどになった。

社交不安症は、かつては対人恐怖症と呼ばれていた状態と、重なる部分の大きい病気です。英語でいうと、social anxiety disorder、social 社交、anxiety 不安、disorder 症、です。この social という言葉は、以前は「社会」と翻訳されていました。けれども、「社会」への不安といっても、かなり漠然とした話で、なんのことかよくわかりません。ソーシャルダンス（社交ダンス）などというように、social には「社交」という意味もあり、そちらのほうがしっくりくるので、社交不安症と呼ばれるようになったのです。

この「社交」という訳語は、なかなかいい線をついています。この病気を持つ人は、人間嫌いというわけではないのです。友達が少ない人、というわけでもありません。また、人がたくさんいるところが嫌い、というわけでもないのです。例えば繁華街の人混みが苦手か、というとそうでもありません。まさに「社交ダンス」のような場面がそうですが、人間関係としては、親友でもなく、まったくの赤の他人でもない、中間ぐらいの関係が苦手で、そして、自分が注目されるような場面がとても苦手なのです。

病気の始まりは、一〇歳台前半が多いです。また、生涯にこの病気を持つ頻度は、一〇〇人に一人ぐらいから一〇人ぐらいの見積もりまで、研究によってかなりのばらつきがあります。こういう症状があったとしても、苦手な場面を避ける、たとえば人前でのスピーチを頼まれたら何とか断るなどして、問題なく生活している人もいます。そういう人は、病気という認識がなく、そういうものだと思って過ごしていることも多いので、そのことが、病気の頻度の見積もりのばらつきに影響しているのかもしれません。

治療は、うつ病と同じく、脳内物質セロトニンの働きを調整する薬を使います。うつ病のところで紹介したSSRIです。SSRIは一九七〇年代に登場し、うつと不安という精神科の症状の代表の二つに効果があるために、精神科の治療の現場を一挙に変えてしまいました。SSRIは、社交不安症以外の様々な不安症にも効果があります。そして、うつ病と不安症は、精神科の病気の中でどちらも数が多いので、今や精神科で、特にうつ病や不安症の人が受診することの多い精神科クリニックでは、まず処方される薬といえばSSRIというぐらいに、広く用いられる薬になったのです。

社交不安症の治療では、薬の治療に加えて、認知行動療法という心理療法を行うこともあります。認知行動療法とは、「認知」と「行動」という言葉から想像できるように、状況に対する誤った認知を変えていき、問題となる行動を減らし望ましい行動を増やすかたちで行動のパターンを見直していく方法です。名前を聴くと、大変な治療のように思われるかもしれませんが、案外、常識的な治療です。常識的ですが、それを型通りに行うことで効果が発揮されるのです。

広場恐怖・パニック症

社交不安症は、微妙な距離の人間関係の中での、注目を浴びる状況への不安でした。これに対して、すぐに逃げ出すことが難しいような場所で起きる不安を「広場恐怖」と呼びます。ただ、「広場」という言葉から、北京の「天安門広場」のような広い場所（南北八八〇メートル、東西五〇〇メートル）を想像すると、広場恐怖を持つ人が怖れる場所とはニュアンスが違ってきます。広場恐怖を持つ人にとって恐ろしい場所は、だだっ広い場所ではありません。では、狭い場所が苦手なのかというと、狭さのみが問題というわけではありません。それほど狭くはない場所、たとえば、空いている電車の中、特に次の駅までの時間が長い特急などは、不安がおきやすい場所です。高速道路の走行中も危険です。すぐに退避することができない場所、これが、広場恐怖を持つ人の最も苦手とする場所なのです。

では、広場恐怖を持つ人たちが、退避できない状況で、何に対して不安を感じているかというと、それは、たとえば尿意や便意などが急に起きたらどうしよう、という不安です。もうひとつ、広場恐怖の人が持つことの多い不安は、「パニック発作」と呼ばれる特別に強い不安が突然起きることへの不安です。「パニック発作」とは、「突然に始まり、動悸や発汗などの身体の症状に加え、心臓が止まるのではないか、気が狂うのではないか、という感覚が生じ、本人にとっては、もはやそれが不安なのか何なのかもはっきりしなくなるような不安」のことを指します。そしてこのパニック発作が繰り返す病気が「パニック症」です。つまり「広場恐怖」という不安症には、「パニック症」という別の種類の不安症が併存しやすい、ということになります。

パニック発作自体は、放っておくと、数分でピークに達し、数十分もすればおさまるのです。つまり命に別状はなく、後遺症を残すわけでもありません。それでも本人にとっての恐怖感は大変なものなので、広場恐怖とパニック症を併せ持つ人は、すぐには逃げ出せない場所を避けるようになります。電車に乗れないので通学や通勤ができない、そのため家にひきこもりの生活が続く、目指していた進学や就職をあきらめざるをえなくなる、というように、人生の方向性に大きな影響を与えることになります。広場恐怖もパニック症も二〇歳台ぐらいに初めておきることが多く、このあたりの年齢が就職活動の時期など人生の節目にあたることも、これらの病気の難しさです。

強迫症——何度確認しても不安

神経症、という言葉が使われていた時代は、強迫神経症と呼ばれていた病気ですので、それなら聞いたことがあるという方もいるかもしれません。「家を出たがガスの元栓を閉め忘れたのではないかと気になってきた。家に戻ってガスの元栓を確認する。そして家を出たがまた心配になってきた。また家に戻る」、「墓の前を通るときは、いつも深々と礼を三度する。二回目の礼がきっちりできていなかったのではと不安になってくる。もう一度最初からやり直す」などなど、いろいろなパターンがあります。「ガスの元栓を閉め忘れたのではないか」、「ばちあたりなことをしたのではないか」など、嫌なイメージがわいてきて、それを打ち消すために確認したり自分で決めた儀式をおこなったりするのですが、それでも不安はとれないので、それを繰り返す、これが強迫症です。二〇歳前後で始まり、一〇〇人に一～二名の病気です。

現在では、不安症とは別のグループに入れられていますが、不安症と似たところもある病気です。強迫症も強い不安が特徴ですし、薬も不安症と同じSSRIが効果を示します。また、心理療法で認知行動療法を行う点も、不安症と共通しています。

強迫症で広く用いられる認知行動療法とは、「暴露反応妨害法」という名前で呼ばれる特別な治療法です。この治療では、本来それほど怖いはずがないのに本人が必要以上に恐れるようになってしまったことを、あえて行ってもらいます。怖いと思う、不安に思うことに「暴露」するのです。その上で、その不安を和らげるために本人が普段行っている確認行為や儀式行為は禁止します。つまり「反応」を「妨害」します。先の例の「墓の前で深々とお辞儀をする」人の治療であれば、墓地の中を通過してもらう、ただし、墓に向かってお辞儀をしないで通り過ぎる、という練習をします。簡単そうにみえて、当人にとっては極めて苦痛の大きい治療です。しかし、「暴露」と「反応妨害」によって生じた強い不安も、いつまでも続くわけではなく、数時間という時間の中で弱まっていきます。繰り返しの確認や儀式行為をしなくても不安が消えていくこの感じを、心と体で覚えていく、暴露反応妨害法とはそういうイメージの治療です。

その他――限局性恐怖症とためこみ症

不安症の「群」に含まれる病気は数が多いのですが、本書で紹介できなかったものの代表には「限局性恐怖症」があります。特定の虫への著しい恐怖や、注射だけはどうしても無理、など、個人によって不安の対象は様々です。社交不安症の場合、現代社会では、人前でのスピーチなどを避け続けることは難しいですが、特定の虫をできる限り避けて人生を送ることであれば、できないわけではないため、限局性恐怖症で病院を受診される人は多くありません。ただ、病院を受診しない人も含め、しっかり調査すると、非常に高頻度にみられる病気であることがわかっています。私自身も、複数の対象への「限局性恐怖症」を持っていて、それが何かをここで文字にするのも恐ろしくてたまらないほどですが、その苦手な対象を避け続けることで、五〇歳台半ばのこの歳まで何とか暮らしてきています。

また、強迫症に関連する病気の「群」の中には、二〇一三年から「ためこみ症」が加わりました。「はじめに」でも少し触れましたが、ものが捨てられない人たちのことです。これを「精神科の病気」と呼ぶことにするのかどうか、専門家でも意見の分かれるところです。たしかに「困ったことではある」のですが、精神科の問題とするのであれば病院で相談し、薬の治療や認知行動療法を試みることになりますし、「自己責任の範囲内のこと」とするのであれば、援助を必要とする人は「片づけアドバイザー」に依頼するなどになるでしょう。

第5章　心的外傷後ストレス障害(PTSD)、適応障害、解離性健忘、身体症状症

かなり多い心的外傷後ストレス障害（PTSD）

この章で挙げる病気も、ジークムント・フロイトの「神経症」に含まれるものが多いので、そのまま第4章に含めてもよかったのですが、長くなってきたので、章を分けることにしました。

まずはPTSDから始めましょう。心的外傷後ストレス障害（Post-Traumatic Stress Disorder）が正式名称ですが、日本でも略してPTSDと呼ばれることが多いです。traumatic の単語の中のトラウマ trauma というのは、身体の傷のことも意味しますが、ここでは心の傷を意味します。心的トラウマ（心的外傷）を起こすような出来事にさらされた後（post-）におきるストレス（stress）性の病気（disorder）なので、こういう名前になっているのです。

大規模災害の時に身近な人の死を近くで目撃した、海外でのボランティア活動中に武

装集団に襲われ命の危険を感じた、など、衝撃的な体験をしたあとにＰＴＳＤの症状がみられるようになります。そのような体験の直後ではなく数週間たってからとか一定の期間がたってから症状がみられることもあります。代表的な症状としては、ありありとしたかたちで心的トラウマ体験の光景が日中に思いだされる、というものがあり、フラッシュバックと呼ばれます。同様のことが睡眠中に起きることもあり、現実ではないかと思うほどのありありとした悪夢をみることもあります。フラッシュバックや悪夢は、何度も繰り返して起こります。

アメリカの統計では、生涯のうちにこの病気を持つ人は、男性で三・六％、女性で九・七％とかなり高い数値が示されています。人種や国情の差かもしれませんが、日本で、この病名で治療を受けている人は、この数字から予想されるよりはかなり少ないのが現状です。おそらく、こうした記憶を話したくない、ということで受診していない人がかなりいるのではと思います。特に女性では、性暴力被害でそのような場合が多いのでは、と推定されます。

治療は、前章で紹介した社交不安症などと似ていて、薬を使うとすればＳＳＲＩです。

一方で、心理療法では（強迫症で説明した暴露反応妨害法と似ている部分もあるのですが）、持続暴露療法という特別な治療が有効なことが知られています。ただ、こうした特別な心理療法は、精神科医や心理師であれば誰でも実施できるというわけではなく、治療者の側のトレーニングが必要なため、その普及が課題となっています。

ＰＴＳＤについて、いくつか関連する話をしておきます。診断基準では、ＰＴＳＤの診断には、単につらい出来事を体験したというだけでなく、「著しく」つらい出来事を体験したことが必要、ということになっています。また、本人の気持ちとして著しくつらかった、というだけでは診断には不十分で、危うく死にそうになる、重傷を負う、性的暴力を受ける、など、本人以外の誰から見ても著しくつらいであろう出来事を体験した、あるいは、ごく身近でそういう状況を目撃した、ということでなければＰＴＳＤと呼ばないことになっています。たとえば、ぞっとするようなホラー映画をみて、その後、その場面が繰り返し頭に浮かぶ、というだけでは、この病気に含めません。また、テレビで繰り返される震災の報道をみて、その後、その場面が頭について離れない、という場合もＰＴＳＤには含めません。これは、ＰＴＳＤの診断が広がりすぎることを防ぐ目的でそのようになっているのです。であれば、そこまで著しくはないストレスで、不安や落ち込みが起きた人は治療の対象とならないのか、というとそういうことはありません。そうした場合にはＰＴＳＤという診断にはなりませんが、本書ですでに説明した不安症やうつ病、あるいは、この後説明することになる適応障害など、別の病名で治療の対象となることがあります。

メンタルの鍛え方

もうひとつ、ＰＴＳＤに関連する話をしておきます。最近「心的外傷後成長」という概念が注目されています。大規模災害などで衝撃的なストレス状況にあった人でも、その後ＰＴＳＤとはならず、むしろその後ストレスに強くなる人がいることから、そういう考え方が生まれました。心的外傷後成長についての研究からわかってきたのは以下の二つのことです。一つめは、ストレスに対する強さ・弱さには、もともとの個人差がある、ということです。二つめは、このストレスへの抵抗力の強さ・弱さは、生まれながらに決まっている部分もあるけれども、人生の中で強くなっていくこともあれば弱くなっていくこともあるということです。ストレスに対する抵抗力は専門用語でレジリエンス（resilience）と呼ばれます。ストレスに対する反発力、という意味ですが、ちょうどよい翻訳語がなく、レジリエンスとカタカナ表記されています。

読者の皆さんも、ストレスに強い自分でありたいですよね。そのように自分を鍛えようとする際のイメージですが、筋トレのイメージは、そう外れていないかもしれません。強すぎるトレーニングをすると怪我をしてしまい、これではトレーニングとしては失敗です。これが、「心的トラウマ」です。一方で、何のストレスも与えなければ、筋肉は衰えていきます。「レジリエンス」の貯金が徐々に減っていくのです。そうなると、それまではそれほどのことでもなかったストレスに対しても「打たれ弱く」なってしまうのです。ということは、ちょうどよいレベルのストレスを受けながら、無理なくストレスへの抵抗力を鍛えていくことができれば、レジリエンスが貯金でき、トレーニングとしては理想的だろうな、ということになります。もちろん、メンタルのトレーニングは、筋トレとは違って、ストレスへの抵抗力という、あいまいなものですから、うまく行うのはなかなかの難題です。

メンタルの理想的なトレーニング法は何かというようなことを本気で証明しようとしても、それは難しいので、以下は私の個人的な意見として話半分で聞いてください。子どもの教育についての私の考えです。自分の好きなこと、自分自身やりがいがあると思っていることは、少々失敗しても心の傷にはなりにくく、しかし、次また頑張ろうという気持ちを起こさせます。逆に、苦手なことや嫌いなことばかりわざわざ選んでそこを徹底的に鍛えて、欠点のない人間を育てようとするのは、ここで述べている話の流れからすると、私は賛成できません。「苦手克服」という教育もほどほどには大事ですが、好きなことを伸ばしていく、という観点のほうが、もっと大切です。水泳がどうしても苦手なお子さんに何が何でも水泳の特訓をするのは賛成できません。海上保安庁に就職するとかでなければ、泳げなくても現代社会で生きていけなくなるわけでもないですし、他に得意なことがあれば、そちらを自由にやらせるような教育のほうがよい、と私は思っています。このことは、ＡＤＨＤを持つお子さんへのかかわり方のところでも述べた「自己効力感」を高める、という意味でも、正しいと思っています。

「適応障害」は病気か？

本書でここまで何度か述べてきたことですが、**今日の精神医学では、安易に「ストレスが原因」という言い方をしないことになっています。**「ストレスが原因」は、何かを説明しているようで、結局何も説明していない言葉になってしまうからです。「ストレスが原因」とは、どういう場合でもそういっておけばうっかり納得させられそうになる、マジック・ワード（魔法の言葉）の一種です。現代の精神医学は、「ストレス」というマジック・ワードは慎重に使うようにしているのです（ただ、少し脱線しますが、現代の精神医学は、「脳の病気」というマジック・ワードは結構使います。これは未来の精神医学の課題かもしれません）。

話を戻します。「ストレス」というマジック・ワードをできるだけ使わないようにしている現代の精神医学にあって、それでもなお、ストレスが診断基準の中にしっかり入っているのが、先述のPTSDとここで紹介する適応障害なのです。実は、適応障害は、第3章で述べた「うつ病」とかなり似たところがあります。うつ病のところで紹介した事例を、一部変更して、適応障害の事例に変えたのが次の事例です。傍線部が変更箇所です。

事例：三六歳の女性。事務職として、これまで問題なく仕事ができていたが、半年前に部署が変わってから、上司との折り合いがうまくいかなくなり、仕事にいくのがつらくなってきた。夜になると涙ぐむことも多い。ただし、週末の前は少し元気を取り戻す。職場との関係のない友人からの電話は気分がほぐれ、ほっとする。このような状態が二か月ほども続くので、夫が心配して精神科の受診を勧めた。夫婦関係にはこれまで大きな問題はない。適応障害の診断で二か月仕事を休み自宅で静養した。静養期間中も気分の落ち込みと漠然とした不安は続いていたが、同時に会社と配置についての相談を進め、以前の慣れ親しんでいた部署に戻してもらうことができた。このことがうまくいき、復職後半年を経過しているが、再発することなく元気に過ごせている。

うつ病との違いは、まず、うつ病ほど症状が重くないことです。そして、本人にとってストレスとなっていた負担が取り除かれたことで、症状が回復したことです。ＰＴＳＤと同じくストレスが関係する精神科の病気に分類されていますが、症状はＰＴＳＤとはだいぶ違いますよね。むしろ、うつ病の裾野にある病気とみたほうが、わかりやすいのではないかと思います。うつ病と健康の間のグレイゾーンに位置する病気ですので、生涯にどのくらいの人がこの病気になるのか、ということに関しては、統計のデータはばらばらです。ただ、臨床医の立場からすると、他の病気と比べ「非常に多い」というのが実感です。第３章で、生涯にうつ病を経験する人は一〇〇人に六人ぐらいだろう、という見積もりを述べました。その裾野に広がる適応障害を入れると、その数はもっと多くなる、ということです。

実際、この事例のような経験を一度もせずに人生をまっとうするほうがなかなか難しいのではないでしょうか。若いうちであれば学業のこと、成人すると仕事のこと、歳《とし》をとると健康のこと、そして人生全体を通じて人間関係のこと、などなど、人生は心配事が絶えません。自分のことだけを心配していればよいのではなく、こうした危機は家族や親友に訪れることもあります。自分のペットに訪れることもあります。数週間寝込んでしまいたくなるような人生の危機は、非常に多くの人が体験するのです。

では、このような人生にとって普通のことを「病気」と呼ぶことはよいことなのでしょうか。微妙なところといえば微妙です。それでも、適応障害と呼ばれている状態を「病気」とすることの一番のメリットは、本人にとって仕事や学業に戻れないその状態に対して、病気であるという証明をすることによって、安心して休んでもらうことにあります。適応障害はうつ病の予備軍ともいえますので、静養期間中に、症状を和らげ症状の悪化を防ぐために薬による治療を行うこともあります。

一方で「病気」と呼ぶことのデメリットは、特に、就労中の人が職場のストレスで調子を崩した場合がそうですが、こういう病名があることによって、もうひと頑張りすれば自分の力でその困難を超えられるかもしれない人が、そのひと頑張りをせずにあきらめてしまう可能性です。適応障害という病名があることが、あとひと頑張りをあきらめる方向へ、後押ししてしまう危険性があるということです。ただし、現実問題として、精神科を受診し診断書をもらい、職場に自分の状態を伝え、部署を変えてもらうところまで話を進める、といったことは本人にとって大変高いハードルです。このような状態の人を多数診療してきた私の感触では、事例で紹介した方のような訴えで精神科を受診する人の大多数は、診断書を作成し休みをとっていただくほうがよい人です。

診断書があることによって身分が保証されたかたちで休みがとれることにはなりますが、それまでやりがいをもって取り組んできた仕事はいったん中断してしまいます。職は失わないとしても、昇進の機会や、新しいプロジェクトに参加する機会は逸してしまうかもしれません。給与が保証される期間にも一定の期限があります。

それだけ大きな損失があるので、病院を受診する決心がつくぎりぎりまで頑張っている人がほとんどです。「仕事に行くよりも、病気を理由にして仕事を休んだほうが楽だ、家でゲームをしていたい、何なら旅行にでもでかけよう」などという不届きな気持ちで診断書をもらいにくるような人は、現実にはほとんどいません。

ということで、たしかに一部の人に関しては、「もうひと頑張りしては」という感触を持つこともありますが、適応障害という病気が病気として認められており、診断書が発行できるシステムがあり、かつ、それで公的に休務ができることは、バランスの上でメリットのほうがデメリットよりはるかに大きいと、私は考えています。そのほうがよい、というのは本人にとってよい、という意味だけでなく、職場にとっても、という意味も含みます。戦力としての社員に、我慢して働き続けてバーンアウト（燃え尽き）の状態になってしまわれるよりは、その少し前に静養し体調の回復を目指してもらい、元気になったらまた会社に貢献してもらうほうがよい、ということです。

「派手な症状」の解離性健忘

事例：二八歳男性。「自分が誰かわからない」と警察に出頭して、警察官に付き添われて精神科に受診となった。自分の名前だけでなく、これまでの経歴、家族、その日一日自分が何をしていたかについて、など、自分のこれまでの人生の出来事すべてについて、忘れてしまっていた。

解離性健忘と呼ばれる病気です。「解離性○○」と呼ばれる病気にはいくつかのタイプがありますが、周りから見るとびっくりさせられるような派手な症状のものが多いです。解離性健忘の場合、自分の名前も忘れるぐらいの物忘れなので、きっと脳に大変なことが起きているのでは、と思ってしまいますが、そんなことはありません。意外なことに、脳には何も起きていないのです。こうした人の場合、本人に記憶がないため後日わかることですが、本人が逃げ出したくても逃げられないほど、心が追い詰められて、突然こういう状態になった、という場合が多いようです。過去の記憶のうちの一部分を忘れる、といった人は一定の頻度でみられますが、自分の過去のすべてを忘れる、という、紹介した事例のような場合（全生活史健忘、と言われます）はかなり稀《まれ》であり、私のように三〇年ほど精神科医として仕事をしてきた者でも、紹介した事例ほど典型的な人は数例診察した程度です。

二〇一七年のＮＨＫの朝ドラの「ひよっこ」は、有村架純さんが主演でしたが、そのお父さん役を沢村一樹さんが演じておられました。このお父さんが解離性健忘になるというのが、ドラマ全体の一番大きな部分です。精神科の病気を描いたドラマや映画は、ちょっといい加減だな、と思うものも多いのですが、このドラマでの解離性健忘の描き方は、専門家の私からみてもとてもよくできていました。オンデマンドなどでの視聴をお勧めします。

身体症状症は「こじれやすい」

こういう表現は適切ではないと思われる方もいるかもしれませんが、精神科の病気の中には派手な病気と地味な病気があります。解離性健忘は派手な病気の代表です。こうした病気をみると、その症状がひどく目立つので、精神科医でさえとても驚かされるのです。それに対して、次に紹介する身体症状症は、地味な病気の代表といえるでしょう。NHKの朝ドラで、身体症状症がとりあげられることは今後もおそらくないでしょう。ただ、地味ではありますが、非常に頻度の高い病気です。

事例：四三歳女性。抜歯のあと抜歯部位周辺の痛みを感じるようになった。痛みは一日中続き半年になる。それまで事務職の仕事を続けていたが、症状が強く仕事が続かなくなり、退職した。歯科や口腔《こうくう》外科を数か所受診したが、痛みを説明するような原因はみつからない。歯科医から精神的なものではないかと言われ、精神科を受診した。

身体症状症とは、痛みなど何らかの強い自覚症状があり、その症状へのとらわれが強すぎるため、日常生活に大きく支障をきたしている状態を指します。「患者さんは、◯◯という症状を訴えておられます。当科で精査をしましたが、症状を説明するような原因は見つかりませんでした。精神科の観点からの診察をよろしくお願いします」、という紹介状が精神科に届けば、精神科医はその時点で、ほぼ身体症状症だろう、と考えます。

身体症状症という病名は、かつては別の名前（身体表現性障害）で呼ばれていました。考え方も今とは違い、その症状を説明するような身体の病気がない、ということを条件としてそのように診断することになっていました。それはそれで納得のいく考え方です。身体の病気をしっかり調べもせずに、痛みやめまいなどを訴える人を精神科へ紹介するのはおかしなことですので。

ただし、現在の診断基準では、「その症状を説明するような身体の病気がない」ということは診断基準から外されました。診断基準が変わった理由は、一〇〇パーセント身体の病気がないということを証明できるまでは精神科では対応できない、ということを精神科医が言っていたら、キリがなくなるからです。内科医は延々と検査の数を増やしていかねばならなくなり、延々と検査を増やしていくと、今度は検査をしたことによって、「胃カメラを挿入したそのあとから喉の奥に違和感があり……」というように、また症状が増えてしまうかもしれません。

ということで、現在の診断基準では、その症状を説明するような身体の病気があったとしても、この診断をしてよいことになっているのです。たとえば、開腹手術の後、術後の傷口の治りはよいのに、予測されるよりもずっと強い痛みが持続している場合などです。

身体症状症は「こじれやすい病気」です。そのため、内科・外科の側も、精神科の側も、治療者の観点からすると、あまり治療に乗り気になれない病気です。けれども、「こじれる」のは、最初の内科や外科の検査が不十分であった、検査は十分であったが説明が雑であった、にもかかわらず「精神的なものでしょう」と断定され内科・外科の側の診察は打ち切られた、といった場合です。こうしたことは、患者からすると医療への不信につながります。そうなると、患者は、軽い痛み、だるさ、といった弱い症状であっても、医師が何か見落としをしているのではないか、と不安を感じるようになってしまいます。そして、自分自身でその症状にますます注目するようになってしまうのです。注目すると症状は強まります。つまり、「こじれ」の原因は医療者側にもあるといえます。

「一通りしっかりと検査をしましたが、○○さんの痛みの原因となるような病気は現時点では見つかりませんでした。もちろん今後の定期検査の中で、異常が発見される可能性はないわけではありませんので、内科にも定期的に受診してください。その点については内科が責任を持ちます。一方で、○○さんは、こうした痛み、だるさ、不安などの症状で、お仕事や日々の生活が難しくなっておられます。こうした症状を和らげる上で、精神科での治療が一定の効果があることも分かっています。精神科では、こうした症状を和らげるための薬が処方されたりすることになると思います。よろしければ、内科と併せ精神科も受診されますか」

内科・外科でこんな感じで説明していただいて精神科に紹介してもらうと、その説明自体が、症状を和らげる上で、大きな効果を持つことも多いのです。

第6章　摂食障害、不眠症、性別違和

「やせ型」をあおる社会

神経性やせ症、神経性過食症の両者を合わせて、摂食障害としても知られている病気です。特に女性についてそうなのですが、過度なダイエットをあおる社会の風潮が、過度な「やせ願望」をもたらします。こうしたことが大きな原因となっていることから、これまでの章でみてきたいくつかの病気、たとえば、統合失調症や自閉スペクトラム症と比べると、「社会がどうあるか」ということの影響が特に強い病気です。

やせすぎの女性モデルの死亡が各国で相次いだことから、欧米では具体的な規制が始まっています。いくつかの国がファッションショーへの出演を禁止している「やせすぎ」の基準は、ＢＭＩ一八・〇～一八・五以下です。ＢＭＩ（Body Mass Index、ボディ・マス・インデックス）とは、「体重kg／(身長m)^2」で計算されますが、ファッションショーの出演禁止の基準とされているＢＭＩ一八・〇とは、身長一六五センチメートルの場合四九キログラム、一六〇センチメートルの場合四六キログラム、一五五センチメートルで四三キログラムということになります。これらの数値は、その体重が理想的という意味ではなく、それを下回ると「危険」という赤信号です。ちなみに、健康とされる普通体重の範囲はＢＭＩ一八・五～二五・〇の範囲です。普通体重上限のＢＭＩ二五・〇は身長一六〇センチメートルの人で六四キログラムです。各国が設け始めているこのような基準は、モデルを職業とする人、モデル志望の人の健康を守ることだけでなく、モデルの容姿は一般の人たちの憧れの対象となることを考えると、一般の人たちの健康を守るためにも重要です。残念ながら、日本はこのような流れに対して遅れをとっています。

ただし、摂食障害は「社会があおる、やせ体型の過剰な礼賛」ということだけでは説明ができず、美容という意味でのダイエットに関心のない人で起きることも多いのです。つまり、冒頭に述べた「体質とストレス」という（素人的な）考え方でいうと、体質の部分も大きく関係する病気です。女性に圧倒的に多い病気で、男性は女性の一〇パーセント未満、また、生涯有病率（一生の間に病気を持つ割合）は、神経性やせ症、神経性過食症のそれぞれで、一パーセント前後という報告があります。

直接死因になる病気

神経性やせ症、神経性過食症に共通していえることは、体重が増えることへの恐怖です。前回の健康診断でやせすぎと言われていた人は、体重計に乗るときには、体重が増えていなかったらどうしようと思って、少しどきどきするでしょう。実際に測定してみて、体重が多少増えていたら「体重が増えてよかった」と思うはずですが、摂食障害を持つ人は、極端なやせがある状態でも、「体重が増えていたらどうしよう」と思ってどきどきするのです。たとえば身長一六〇センチメートル、体重三八キログラム前後がずっと続いている人を考えてみましょう。この人が今回の測定で体重四〇キログラムになったとすると、それでもまだまだ低体重ですが、本人は、越えてはいけない一線を越えてしまった、といった恐怖を感じるのです。

体重が増えることへの恐怖、摂取カロリーを過剰に気にする傾向は、これらの病気を持つ人に共通してみられます。これだけだと、これらの病気を持つ人は皆、病的なやせに至るのでは、と想像してしまいますが、神経性やせ症の人の一部と、神経性過食症を持つ人のすべてでは、それに加えて、自分でコントロールすることのできない、極端な「過食」が起きます。「過食」のときは、患者はいつもと別人のような様子になります。過食をすれば当然、体重は増えますので、患者はますます通常の食事を制限しようとしたり、さらには自分で嘔吐《おうと》を誘発したり、緩下剤を使ったりすることで、体重を減らそうとします。

ところで、病名としての定義上は、結果として著しい低体重がある場合を神経性やせ症、低体重がない場合を神経性過食症として区別しています。

精神科の病気は、病気そのものによって直接に死に至ることはなくても、「生活習慣病が合併する」、「健康診断の機会を逸する」などなどの理由で、平均寿命が短くなることがあります。このような意味での寿命損失が起きる病気の代表が、第3章で説明した統合失調症です。それはもちろん大きな問題なのですが、摂食障害、特に神経性やせ症については、低栄養から餓死に至ることがあるため、**「精神科の病気が直接の死因となりうる」**、**とても難しい病気**です。現在、精神科の入院患者の大半は、精神科病院という、精神科のみがある病院に入院します。しかし、身体の治療も重要な要素となる摂食障害の場合には、内科が併設されていない精神科病院ではその治療が難しいことが多く、総合病院の精神科への入院が、より適しているということになります。

ところが、総合病院の精神科であっても、ほとんどの場合、入院中に内科や外科ほどの手厚い診療や看護を受けることができないのです。なぜなら、「精神科に入院する人は、身体は元気だろうから、他の科ほどの複雑な検査や治療、手厚い診療は必要ないだろう」という古い考え方のもとに医療制度がつくられており、そのため、精神科への入院は入院患者一人当たりにかけることのできる人員や医療費が低く抑えられているからなのです。現実には、神経性やせ症により、入院が必要なほどの低体重になると、身体の病気としても重症、さらに、心理支援など精神科の治療も最も手厚いものが必要となります。こうした病気を持つ人が必要な治療を安心して受けられるよう、将来、医療制度面で、一般医療と精神科医療の垣根を流動化するような抜本的な改革がなされることを願っています。

低体重が進むと様々な身体の症状がみられます。立ちくらみ、月経停止、脱毛、低血糖などです。これらの症状が出ると要注意で、医療機関への相談が必要です。低体重が著しくて入院となる場合、治療として何をするかというと、(言わずもがなかもしれませんが)餓死を防ぐために栄養の補給を行います。ただ、この栄養補給は簡単なことではありません。当の本人が体重増加をひどく怖れているわけですから。であれば手足を縛って強制的に栄養補給を行うのか、といえば、本当に生命に危機が迫っていたらそうすることもあります。けれども、結局、そうした治療にしてもいつまでも続けるわけにはいきませんし、その治療が終了したら、苦労して増やした体重など、本人が減らそうと思えば、わずかの期間でまた失ってしまうことになります。結局のところ、わずかにでも、本人自身の治りたいという意志、動機がないと治療は難しい、ということになります。病気の定義上、本人がやせることを願っている病気なので、本人の側に体重を戻そうという意志や動機などないのではないか、と思われるかもしれません。しかし、現実には、心の中の九割以上は体重を減らしたい、と思っていたとしても、低体重が進む中でからだの苦痛も感じるようになることもあって、心のどこかには「このままではいけない、体重を戻して元気になりたい」という気持ちが隠れています。矛盾する二つの気持ちの中で本人が立ち往生しているときに、その支えとなり、元気になりたいという気持ちを応援するのが、この病気の心理療法の役割になります。「元気になった」暁に、体重や体型のこととは全く別の、その人がやってみたいこと、大切に思っていること、をイメージできるかどうか、が治療の鍵となってきます。行きつ戻りつの長い治療になります。

人間に必要な睡眠時間は？

睡眠や食欲は人間の生理的な機能です。こうしたことにかかわる病気がなぜ精神科の病気なのか、という疑問を感じられる方もいるかもしれません。精神科の病気の範囲はどこまでか、というテーマは第2部でさらに詳しく扱います。しかし少なくとも、神経性やせ症・神経性過食症については、精神的なことが深く関係した病気であるし、その治療も精神科の専門家でないとなかなか難しそうな病気である、ということはイメージしていただけたかと思います。

一方で、睡眠の障害の代表である不眠障害はどうでしょうか。これは、平たく言えば

「不眠症」のことです。まあ、精神科といえば精神科ではあるけれども、精神科でなくて内科でもよさそうなイメージもありますよね。実際、不眠症の診療を得意とする医師は、精神科だけでなく様々な診療科にまたがっています。それでも、精神科医が不眠症の治療にしっかりと関係しておいたほうがよいのは、ここまで述べてきたたくさんの**「精神科の病気」に不眠はつきもの**だからです。「眠れません」という症状で受診された人がいた場合、睡眠薬を出す前に、まずすべきことは、その後ろに、さらに重い病気が隠れていないか、という判断です。そして、不眠症の後ろに隠れている病気の大半が精神科の病気なので、不眠症の診療において精神科医の役割は大事、ということになるのです。

後ろに隠れている病気の代表には、たとえばうつ病がありますが、ここでは、そういう場合ではなく、後ろに他の病気が隠れていない場合のことを考えてみましょう。単なる「不眠症」です。

深夜までゲームをして毎日睡眠時間が三〜四時間だ、という方もいるかもしれません。これは不健康なことです。昼間の勉強や仕事の効率も落ちてしまいます。ただ、これは不健康なことですが、不眠症ではありません。「睡眠不足」です。不眠症とは、眠る時間は確保しているのに眠れない状態です。睡眠不足への対応は、単に、早くベッドに入ることですが、不眠症への対応は、「早くベッドに入りなさい」という助言ではむしろまずいのです。

不眠症について考える際には、まず、そもそも人間とは一日何時間ぐらい眠る生物なのかを知っておく必要があります。一日八時間睡眠、と思い込んでいる人もいます。しかし、成人になると八時間という見積もりはやや長すぎます。二〇歳台だとおよそ七時間です。六〇歳を超えると六時間ぐらいになります。意外にも、人間はそんなに長く眠らない、眠れない生物なのです。

七時間、ということで考えてみると、しっかり寝ようとして午後一〇時にベッドに入り、その日はすぐに寝つけたとします。それで七時間眠ったとしても、まだ朝五時です。早すぎますよね。外は真っ暗です。家族もまだ寝ています。午後一〇時の就寝が早すぎるのです。ですから、眠れないことに不安を感じている人は、まず、自分が何時間寝ようとしているのかを考えてみてください。目標時間が長すぎると、その達成は、私たちが人間である限り不可能ということになります。たとえばコアラのように一日二二時間眠る、といった長時間睡眠の動物もいるのですが、人間は人間の限界を超えることができません。

私たち人間が一日のうちで気持ちよく眠れる時間は限られています。また、その時間が平均すると七時間だとしても、日によってよく眠れたり眠れなかったりというばらつきはあります。ですから、ベッドに入ってもまったく眠れそうにない日は、ベッドの中で眠れないと悶々《もんもん》としているよりも、思い切ってベッドから出て、眠くなるまで音楽を聴くなり勉強をするなりストレッチをしてみるなりするほうがよいのです。そんなことをしたら、その日は結局二〜三時間しか眠れず、次の日、眠くてしかたがないじゃないか、と心配されるかもしれません。その通りでたしかに眠くてたまらない一日になります。けれども、まあ頬をつねるなりなんなりして、何とかその日は起きていてください。人間は、自分の意志の力で眠ることはできないのですが、自分の意志で起きていることは結構できるのです。そして、その翌日はよく眠れるでしょう。翌日も眠れなかったとしても、翌々日は、気持ちよく眠れるでしょう。

かなり乱暴なことを書きましたが、不眠症の多くは、たくさん眠らないと大変なことになるのでは、という不安から起きるので、眠れなくても死ぬことはないくらいに、まずは割り切って考えておくのがよいと思います。

乱暴なことを言いっぱなしではまずいので、但《ただ》し書きを三つつけておきます。第一に、一日七時間睡眠という数字には個人差があります。八時間ぐらいがちょうどの人もいれば六時間ぐらいがちょうどの人もいます。ですから、平均七時間は寝ているけれども日中に眠けが残るので不眠症の治療が必要、ということもないわけではありません。第二に、先に述べたように、不眠の背景にうつ病など、他の精神科の病気が隠れている可能性もあります。その場合は、早めの治療が必要です。第三に、他の精神疾患が隠れているわけでもないし、私が提案した「乱暴な原則」もしっかり守ってみたけれど、やはり、それでも一日三〜四時間しか眠れない、という人もいます。これは正真正銘の不眠障害です。睡眠薬をうまく使いながら、治療していくことになります。

性別の三つの意味

性別違和について考える場合、「性別」という言葉を三つの意味で考える必要があります。一つ目は「生物学的性別」です。生まれたときに、「女の子ですよ、おめでとうございます！」と告げられる、あの性別です。当たり前ですが、この時点で当の本人は、自分の性別に対する認識はありません。けれども物心がついてくるころに、男の子であっても、女の子として扱われるほうが居心地がよい、といった気持ちが出てくる子がいます。そして自分の性器をひどく嫌うようになります。この「自分はこちらの性別のほうがしっくりくる」という感覚が、「性別」の二つ目の意味、「性別意識」です。ところが、戸籍に登録されているのは、生まれた時点の「生物学的性別」です。生物学的性別が男であれば、本人の性別意識とは無関係に、たとえば女子トイレを使うことは許されません。そして男女別のスポーツ競技では生物学的性別と一致するほうに参加しなくてはなりません。それだけでなく、そもそも、生物学的性別が男であるのに、女性のようにふるまうことで、いじめや差別にあうことになります。このような「お前は、男の子なのだ」という社会の側からの指定のことを「性別役割」といいます。これが「性別」

の三つ目の意味です。

大多数の人たちは、この三つの意味での性別が一致しています。ですから、そもそも「性別」にこの三つの意味があることなど考えることもありません。そのため、これが一致しないで苦しんでいる人たちの気持ちを考えることが難しいのです。

性別違和とは、このような三つの意味での性別のうちの二番目、つまり「性別意識」、と三番目、つまり「性別役割」が一致していない状態であり、かつ本人がそのことに強い苦痛を感じている状態のことを指す病名です。現状では、自分の性別意識が知られることで、周囲から差別やいじめの対象になりますので、そのため、自分の性別意識を隠して暮らす人が多くなります。

本書執筆時点で日本ではＬＧＢＴ法案が成立に向けて動いています。ＬＧＢＴとは、Lesbian（レズビアン、女性同性愛者）、Gay（ゲイ、男性同性愛者）、Bisexual（バイセクシュアル、両性愛者）、Transgender（トランスジェンダー）であり、その頭文字をとったものです。

ＬＧＢＴについては、どういう状態を病気と考えるのか、それは個人の生き方と考えるのか、という本書の第2部の中心的なテーマに関連して、この半世紀ほどで大きな動きがありました。表1（二八～二九ページ）に現代の精神科の標準的な診断分類のDSM－5を示しましたが、この分類が作成されたのが二〇一三年です。DSM－5の「5」というのは第5版という意味で第1版から順番に改訂されてきて、今に至っているのです。そのうちの第3版であるDSM－Ⅲが出版されたのが一九八〇年です。このとき、それまでは病気とみなされていた同性愛、つまり、レズビアンとゲイが、精神科の病気から除外されました。これらの状態を病気から外すことを望んだのは、同性愛者自身でした。

ちなみに同性愛とはどういう状態かを説明するには、先ほどの「性別」に関する三つの概念だけでは不十分で、恋愛の対象として同性を選ぶか異性を選ぶかということが基準になります。これを「性志向」と呼びますが、この場合の「同性」、「異性」という言葉の中に、先ほどの「性別」の三つの概念の区別が入ってきますから、話は複雑になります。本書では同性愛の話にはこれ以上立ち入らず、性別違和、トランスジェンダーの話に戻りましょう。

トランスジェンダーとは、自分がそうであることを望む性別と、社会の側がそうであると定めた性別が一致しない状態のことを指します。同性愛が精神疾患ではなくなった後も、トランスジェンダーの一部が「性同一性障害」という名称で、精神科の病気として残りました。トランスジェンダーであったとしてもそれだけで精神科の病気とするのではなく、性別意識と性別役割の不一致に本人が強い苦痛を感じている場合に限って、病気とすることになったのです。さらに性同一性障害という言葉は、二〇一三年のDSM－5で名称変更され性別違和となりました。

しかし、本人が強い苦痛を感じるのは、本人の問題というよりは、社会がトランスジェンダーという生き方に不寛容であるからだ、という考え方はできないでしょうか。本人が強い苦痛を感じているとしても、それは「病気ではない」としてしまって、むしろ社会の側を変えるべきではないか、という考えも成り立ちます。先ほど性別の三つの意味を紹介しましたが、今までは第一の意味の性別、つまり生物学的性別と、第三の意味の性別、つまり性別役割がほぼ同じものとして扱われてきました。もし、性別役割がもう少し柔軟なものであれば、それと性別意識との不一致で、本人が強い苦痛を感じることも少なくなれば、性別違和という病名自体が本当に必要なのか、ということになってきそうなものです。

こうした中、こちらも国際的に広く使われているWHOによるICDという診断基準の第一一版（二〇一八年公表）では、性同一性障害自体が精神科の病気から外されることになったのです。

このような流れをみていますと、**精神科の病気の範囲は、精神医学の中だけで考えていてもどうなるものでもなく、社会がその状態をどう考えるか、ということと連動している**ことがわかります。ＬＧＢＴ法案の成立もそうですが、社会の側が、トランスジェンダーと呼ばれている人たちにとってとげとげしいものではなく、暮らしやすいものとなれば、性別違和の病名の存在意義も乏しくなっていく、ということになります。

第7章　依存症

「中毒」と「依存」の違い

まず、言葉の使い方をごく簡単に説明します。専門用語では、「中毒」という言葉と「依存」という言葉を分けて考えます。中毒とは、その物質を摂取している最中にころや身体に起きている異変のことです。酒を飲みすぎて普段の状態とまったく様子が変わってしまい、大声で怒鳴ったり暴れたりしている人がいれば、それは「アルコール中毒」という状態です。これに対して、たとえば、酒を飲むと心地よく感じるところまではよいのですが、飲まないで過ごすことなど一日たりともできず、だんだんと同じ量では酔えなくなり飲酒量が増えていくような状態、これは「アルコール依存」です。最近の医学用語では、依存という言葉に変えて「使用障害」という言い方もするようになっています。ただ、一般には「使用障害」という言葉があまり浸透しておらず「依存症」という言葉がほぼ同じ意味で使われていますので、本書では、このあと、○○依存症という言い方をすることにします。ともあれ、言葉の定義の要点は「中毒」と「依存、依存症、使用障害」とは、別の状態を指す、ということです。

このあと、代表的な依存性薬物を紹介していきますが、救急医療の対象となることの多い「中毒」の話よりも、精神科が中心になって治療に携わることの多い「依存症（使用障害）」の話を中心にみていくことにします。

文化の影響が大きいアルコール依存症

摂取すると快感を生み、次第にそれがないと我慢できなくなるようになり、いらいらし、少しずつ量も増えていき、ついには健康を害したり、仕事ができなくなったり、家庭関係も悪化したりしてしまう、そういう「物質」には、どういうものがあるでしょうか。

ここで「物質」という言い方をして、「薬物」と言わなかったのは、依存性物質には薬物以外のものもあるからなのです。依存性物質は、大雑把には、嗜好品《しこうひん》、違法薬物、医薬品に分けられます。

まず、嗜好品から考えてみましょう。真っ先に上がってくるのは、アルコールとたばこですよね。アルコール依存症の頻度は、非常に大雑把な見積もりですが、日本では一〇〇人に一人というところです。そして、男性の割合は女性の六倍以上です。男性に多い病気ということになります。

夜中まで酒を延々と飲んでいる人がいたり、花見だハロウィーンだといって屋外で大量に飲酒している人がいたり、といった国ですから、さぞや日本は、世界の中でも有数のアルコール依存症大国なのだろう、と思ってしまいそうですが、意外にそうでもありません。日本のアルコール依存症の有病率は世界平均の半分ぐらいです。アルコール依存症が多い国は、人口あたりで計算して日本の一〇倍近くになるロシアなどを筆頭に欧米の国が並びます。逆に日本よりも成績のよい国は、イスラム圏の国が多数を占めます。つまりキリスト教の国は成績が悪いのですが、そう思って考えてみますと、キリスト教のミサで最も重要な儀式である聖餐《せいさん》では、キリストの身体であるパンと、キリストの血であるワインを、信者は拝領します。聖書でも、イエス・キリストが奇跡を起こして水がめいっぱいの水を良質のワインに変えて皆を喜ばせたという場面もでてきます。こうしたことを考えても、アルコール依存症は、宗教、文化、法律など、社会の影響を強く受けることがわかります。

二〇一六年に世界で死亡した人のうち約三〇〇万人が飲酒関連の死因であったことが報告されています。これは二〇一六年の全死亡者の五パーセントです。そして同じ年の交通事故の死亡者の二倍の数字です。本書執筆時点の二〇二一年六月で新型コロナウイルス感染症による死亡者は、パンデミック発生から一年半で三七〇万人という数字ですので、飲酒関連の死亡は、COVID-19による死亡と同程度ということになります。健康寿命という考えがありますが、直接は死にはつながらなくても、アルコール依存症はさまざまな身体の病気をおこしますので、その損失は、直接死因だけでは見積もれないほど深刻です。

こんなことを書いている私自身も、飲酒は好きなほうです。飲酒家の言い分は、「酒は百薬の長」という言葉でした。適度な飲酒は身体にむしろよい、という考え方です。たしかに適度な飲酒で一日の疲れは癒やされます。実際ひと昔前の研究には、「酒は百薬の長」を裏づけるものもあり、日本酒一合程度、ビール中瓶一本程度、ワイングラス二〜三杯程度の飲酒はむしろ、死亡リスクを下げるということが言われていたのです。ところが、二〇一八年に公表されたもっと徹底的な研究では、「酒は一滴も飲まないに越したことはない」というのがその結論となっています。

私にとっては残念なお知らせでしたが、認めるしかありません。あとは、寿命を削ってでも飲酒をするのかどうか、という、ここからは個人の価値観の問題となります。

たばこ、カフェイン、砂糖

依存性のある嗜好品といえば、次に来るのは「たばこ」です。コロンブスの新大陸発見以前にアメリカ大陸の先住民によって細々と使用されていたものが、いわゆる「コロンブス交換」によってヨーロッパに伝わり、世界中に爆発的に広がり、世界史そのものを動かすほどの大きな影響を与えました。一七〜一八世紀には当時まだイギリスの植民地だったアメリカで、たばこが大量に栽培され、コーヒーや砂糖などと一緒にヨーロッパへ、ヨーロッパからアフリカへは、武器や雑貨が輸出され、そしてアフリカからアメリカ大陸へは奴隷が輸出されるという、いわゆる大西洋三角貿易が成立しました（なお、この後も世界貿易の主力商品としては後に述べるアヘンなど様々な嗜好品が登場します）。ところで、たばこに含まれている成分のうちで依存性が強いのはニコチンなのですが、ニコチンという物質そのものだけでなく、「たばこをたしなむという生活スタイル」自体（「ハードボイルドには葉巻が似合う」など）に人は依存している面もあります。

このように、人は、ある習慣や行動に依存することもあります。ただそういうものをすべて依存症にしてしまうと、人類の文化や習慣はすべて依存症ということになってしまいますので、現代の精神医学では、物質の摂取を伴わない習慣に対する依存症の認定は、長くギャンブル依存症に限ってきました。そしてそこにゲーム依存症が加わることになりました。このことについては、あとでもう一度述べます。

たばこの次はコーヒーです。コーヒーの中の依存性物質はカフェインですが、今日の精神医学の分類では、カフェイン依存症を病気にするところまでは至っておらず、まだウエイティング・リストに上がったままの状態です。これが病気と認定されると、精神科の病気を持つ人の数は、私自身を含め、一気に増えるでしょう。

カフェインといえば、ではお茶はどうなのだ、ということになります。お茶のカフェイン含有量は種類によって様々ですが、紅茶に関しては、カフェイン依存症というよりは、習慣に対する依存症という側面が強い部分もあります。先ほどの三角貿易の時代のもう少し後になると、イギリスの東インド会社が中心となって、中国やインドを巻き込んで世界の貿易網はさらに巨大化しました。そして、中国からイギリスへ茶が、イギリスからインドへ絹織物などが、そしてインドから中国へは輸出するものがないので、最終的にはアヘン（これはこのあと紹介するオピオイドの一種です）という、新しい三角貿易が成立することになりました。これだけ世界全体を巻き込んで大がかりなことをしてまで、紅茶を飲む習慣をイギリス人が維持しようとしたのは、「それがイギリス人の紳士・淑女（Ladies and Gentlemen）のたしなみである」という、習慣に対する依存症と見るほうがよいのかもしれません。

また、イギリス人にとって、紅茶に欠かせないのが砂糖です。砂糖も三角貿易の一角を占める重要な輸出品でした。そしてその栽培のための労働力として大量の奴隷がアフリカからアメリカ大陸やその周辺の島へ運ばれ、そこで酷使されました。ジャマイカ、キューバ、マルティニクなどカリブ海の島々は、ラム酒（サトウキビが原料）が有名ですが、それもそうした時代の名残です。茶と砂糖の複合体で出来上がった「ティータイム」というイギリス人のたしなみ、習慣への依存症が、世界史を動かしてきたともいえます。

砂糖に関しては、「砂糖依存症」を精神科の病気として認定するかどうかというところまでは、話は進んでいません。砂糖の健康被害も、肥満から生活習慣病を通じての死亡率上昇という意味で、かなりのものなのですが、非常に効率的な栄養源でもあり、摂取量に規制をかけたり税金をかけたりすることへの反対意見も強く、今後、各国がどう対応していくことになるのかは、先行き不透明です。

大麻合法化のメリット、デメリット

依存性の強い嗜好品は、年齢制限を設ける、特別な税金をかける、などの方法で、各国はその使用を制限しています。一方で、違法薬物と言われる依存性物質は、その健康被害ははるかに大きいという考え方から、医療用など特別な用途は別として、嗜好品としての使用が禁止されています。つまり、法律という観点からすると、嗜好品と違法薬物は、まったく違う扱いです。この点については、国によって対応がばらばらでは統制がきかなくなるので、国連による国際法が基準を設けています。ただし、物質としてみた場合、違法薬物の中にも健康の害が非常に大きいものから比較的小さいものまであり、ずばりここまでは安全、ここからは危険と、言いにくい面もあります。

そういう意味で、現在、国際的に広く違法薬物とされている依存性物質の中で、境界に位置するのが大麻です。大麻を合法化している国で有名なのはオランダです。法律という観点からは嗜好品と違法薬物は厳密に区別されている、と先に述べましたが、オランダや、アメリカの多くの州では、大麻の娯楽使用を認めています。大麻が健康にとって安全かというとそんなことはないのですが、なぜこれらの国が、大麻を合法化したかというと、そこには理由があります。身体に悪いがひどく悪いわけではない薬物（ソフトドラッグ）を無理やり規制すると、結局そういうドラッグは闇市場に出回ることになり、反社会的組織の資金源になり、さらには同じ市場で出回ることで、その売人と接触した大麻使用者が、いずれはもっと問題の大きい薬物使用に走ってしまう、という考え方です。メリットとデメリットを秤《はかり》にかけ、大麻使用を合法とするか違法とするかで、今まさに世界は大きく動いています。たとえばニューヨーク州での合法化は二〇二一年四月のことです。

日本での違法薬物の使用順位では、大麻が第一位になります。生涯における経験率が一パーセント強です。念のために言いますが、大麻「依存症」の割合が一〇〇人中一人という意味ではありません。「経験率」が一パーセントということです。経験率の順位でいうと、これに有機溶剤（シンナーなど）、覚醒剤、コカイン、と続きます。欧米主要国と比べると、これらすべての薬物について、日本ではその使用頻度が低く、特に大麻は、欧米主要国では三〇〜四〇パーセントの人に使用経験があるので、大きな開きがあります。より健康被害の大きい、覚醒剤やコカインになると欧米でもおおよそ一〇パーセント未満の経験率になりますが、それでも日本の数字と比べると一桁の違いがあります。なかでもアメリカのコカイン使用は、特に貧困層において広まっており、重大な健康問題であり、かつ大きな社会問題となっています。

先ほど、茶に関する三角貿易のところで、アヘンについても触れました。アヘンに類した薬物には、モルヒネ、コデイン、ヘロインなどがありますが、これらはまとめてオピオイドと呼ばれています。ヘロインは娯楽用に使われる違法薬物として有名ですが、オピオイドには鎮痛効果があるため、通常の鎮痛薬に効果がない場合など、医療用に用いられるものもあります。このあと、医薬品としての依存性物質として、睡眠薬を紹介しますが、オピオイドの一部も、睡眠薬と同じく、医薬品としての依存性物質ということもできます。

睡眠薬

医薬品でもあるけれども依存性物質でもある物質の代表は睡眠薬です。病院で処方される薬は、たいていは苦いだとか、それ以外の副作用があるとかで、患者の立場では喜んで飲むというよりは、しかたなく服用するものなのですが、睡眠薬の多くには依存性があります。つまり、飲むと気持ちがよい、薬が手元にないと不安になる、飲み続けていると少しずつ必要な量が増えてくる、といったことが起きます。睡眠薬のすべてではないですがその多くは、脳内物質ＧＡＢＡ（ギャバ）の働きを調整します。安定剤とか鎮静薬とか抗不安薬と呼ばれている薬の多くも、脳の中では同じ働きをしますので、やはり依存性があります。

睡眠薬が違法薬物と同じ程度に危険かというとそうでもありません。昔の睡眠薬は依存性の高いものが主流だったのですが、依存性を減らす工夫をする中で現在主流の睡眠薬が開発されてきたのです。ただし、現在の睡眠薬でも、油断していると、依存症を起こしてしまいます。油断してはいけないのは本人もですが、処方する医師もです。

第6章で、不眠障害の説明をしたときに、「乱暴な説明ですが」とお断りしつつ、まずは薬を使わない方法を示しました。不眠症に対して睡眠薬を簡単に処方しない理由は、ここにあるのです。また、第4章の不安症のところでは、薬を使うならSSRIであると述べ、抗不安薬はお勧めしませんでした。たとえば社交不安症の人が、ここ一番というときに抗不安薬を一錠飲めば、不安はすっと消えるのです。それでもお勧めしない理由は、同じく依存症の危険性、ということにあるのです。

ギャンブル依存、ゲーム依存はどれほど危険か？

ここまでみてきたようにに依存症とは、アルコールやニコチンやコカインなど、依存を起こしやすい物質があり、それが脳に作用することで快感が生じ、同じ物質がないと欲しくてたまらなくなり、そのうち同じ量だと同じ快感が得られないために、量が次第に増えていく、そういう病気のことを指します。

しかし、イギリス人の紅茶の習慣のように、人間が習慣として行っていることはどれもこれも依存性があるといえます。生きるために必要な衣食住、それら衣食住のためのお金を稼ぐための労働、自分の将来のためを思っていやいやながら行う勉強、などは別ですが、**私たちが自発的に毎日やっているようなことは、そもそも依存性があるからこそ、喜んで人はそういうことをしているともいえます。**

例えば、サッカーが好きな人ならサッカー、音楽が好きな人なら音楽などです。中には、そういうことが好きでない人からみたら、いったい何のためにそんなことをするのかまったく理解できないものもあります。たとえば登山やマラソンです。興味のない人からみたら、ほとんどの時間はただ苦痛なだけです。仕事にしてもそうです。ワーカホリックという言葉がありますが、それ以上働かなくてももう十分に稼いでいるだろうに、仕事の連絡がない日などはそわそわして落ち着かず、なんとか自分の仕事を増やそうとしている人もいます。私が冗談で「クルマ依存症」と呼んでいる状態がありますが、都会に住んでいて駐車場の維持費のほうが、必要なときはタクシーを使ったりするより高いのに、定年後も自家用車を手放せない高齢者の方が結構たくさんいるように思います。そもそも運転は事故のリスクを伴いますから、損得だけで冷静に考えると、仕事で必要でなければ公共交通機関の発達した都市部においては、運転はしないに越したことはないのです。ところが週に何日か車を運転しないとそわそわしてくる、そういう症状が出ている人がいます。若いときから刷り込まれてきた習慣があり、運転の爽快感が忘れられず、知らず知らずのうちに、もはや依存症のレベルになっているのかもしれません。

サッカー、登山、音楽、クルマ、仕事、マラソン、など、こうしたことの一切合切は、人類すべてではないにせよ、人類の一部に対して依存症を起こす効果があり、だからこそ、今、サッカーや登山やゴルフなどが、この世界に存在しているともいえます。長い人類の歴史の中では、たぶん、はるかにつまらないものが山のように生まれかけていたのでしょうけれども、あまりにつまらなくて誰も興味を持たず消えていったのでしょう。

だとすれば、特定の習慣への依存を精神科の病気と呼ぶことはおかしい気もします。

そういうこともあって、精神医学は、こうしたことがらを、病気として扱うことにはかなり慎重でした。とはいえ、中には病気として扱われてきたものがあります。ギャンブル依存症です。もう一つは、先ほど少し触れましたが、二〇一八年に公表されたＷＨＯの診断基準のＩＣＤ－11で「ゲーム障害」という名称で病気として認定されたゲーム依存症です。

ゲーミフィケーションという言葉を聞いたことはあるでしょうか。「ゲームにする」という意味です。運動不足をなんとかしたいと思っても、毎日のウォーキングなど煩わしいものです。まして走る、となると苦痛でしかありません。ところが、そこにゲームの要素を入れると、急にモチベーションがあがります。何カロリー消費したら何ポイント獲得した、とか、なんとかのアイテムをゲットした、とかそんな感じです。考えてみると、私たちは社会の中で生きていく上で、面倒なことも、煩わしいことも、退屈なことも、こなしていかねばなりません。そこで、これらのことへのモチベーションを上げるために、そこかしこにゲームの要素を埋め込んでいるのです。

ゲームは、人生にとっての彩りとしては、あるいは、退屈で面倒で煩わしいことを動機づけるスパイスとしては、なかなかのものです。九〇分広場を走り回っていろと命令されても苦しいだけですが、決まった目標にボールをけりこめば点数が入るという団体戦のゲームにすれば、一気にモチベーションが上がります。大の大人が広場で走り回っている光景に、こちらもまた大の大人がくぎ付け、夢中になります。そして、勝った側のチームを応援した人も負けた側のチームを応援した人も、肩を組んで大声で歌いながら帰宅の途につけば、また明日からの仕事を頑張ろう、という力も沸いてきます。

そういう意味ではゲームとは、人生にとって必須のものともいえます。さらにいえば、社会にはギャンブルの要素も必要です。失敗も成功もない、すべてが予定された通りで流れていくような人生は、きっと味気ないものでしょう。私たちは、退屈な日常の中にゲームの要素を織り込んで楽しみ、時にはギャンブルの要素を織り込んでスリルを味わいながら、生きているともいえます。

ところがゲームやギャンブルそれ自体が目的となり、一日の時間をそれだけに費やすようになってしまうと、大変残念なことになります。一部の違法薬物のように急性中毒で命を失うことはないにせよ、ゲームの場合は、膨大な時間の損失です。ギャンブルの場合は、財産を失います。現代社会では、財産をまるごと失うことは、人生の破滅とまではいわなくても、人生がしばらく立ち行かなくなってしまいます。

われわれが夢中になるものは、本来、人間にとって好ましいものだからこそ夢中になるのであって、文化にはたしかにそのような要素があります。ただ、ほとんどの文化は、夢中にさせる要素はありながらも、退屈であったり面倒だったり苦しかったりという要素と綯《な》い交ぜになっています。ところが、ゲームやギャンブルは、夢中にさせる、という部分がうまくできすぎているため、その部分だけが過剰となり脱出不可能となる場合が起きてきます。脱出不可能となっている場合には、こうした状態を病気であると認定し、腹をくくって治療をする、ということは、よいアイデアと言えるのです。

第8章　認知症

認知症にはいろいろある

認知症という言葉も、第2章で述べた発達障害と同じで日本独自の行政診断ですが、発達障害の場合ほどには、医学の病名との食い違いはないので、そこにはこだわらないことにします。ただ、**一般の人で認知症のことをアルツハイマー病と同じと考えている人がいますので、ここは修正しておこう**と思います。認知症とは、アルツハイマー病による認知症、脳血管障害による認知症、脳炎による認知症、などなど（本当はまだまだあります）、たくさんの病気全体を指す名前なのです。では、その**「認知症」とはいったいなんなのか、というと、人間の知的機能が大人になってから、日常生活を送るのが困難なほどに衰えた状態である、というのが大雑把な定義**です。そして、アルツハイマー病による認知症、脳炎による認知症など、「○○による認知症」の○○のところに入るのは全部、脳の病気の名前です。脳の病気は脳神経内科や脳神経外科で治療しますので、これらの病気は精神科の病気でもあるけれども、脳神経内科や脳神経外科の病気であるともいえます。

人間の身体の臓器には、脳のほかに肝臓や心臓や肺や腎臓など色々あります。これらが傷む可能性は、まず、打撲などによる「外傷」です。次に、臓器はそこに酸素や栄養素を運ぶために血管が走っていますが、これが詰まったり破れたりして傷む、つまり「血管障害」があります。また、人間の臓器は細菌やウイルスが入ったり、自己免疫という仕組みで体の中の免疫が暴走したりして、「炎症」を起こします。臓器が傷むパターンは他にもあります。大きな腫瘍ができて、それで圧迫されて傷むこともあります。毒物によって傷むこともあります。そして最後に、ミクロのレベル、つまり分子や細胞のレベルで病的なことがおきて、臓器が傷むこともあります。

これらすべてのことは、肝臓や腎臓だけでなく、脳についても起こることなのです。そして、脳の中で以上のようなことのどれか一つが起きて、その結果として脳がひどく傷むと、原因が何であったとしても「認知症」という状態になるのです。認知症の中ではアルツハイマー病が一番よく知られていますが、アルツハイマー病は先に列挙した中の最後のパターン、ミクロのレベルで病的なことが起きて脳が傷んでいく病気ということになります。他には、脳血管障害による認知症、外傷性脳損傷による認知症、ウイルス性脳炎による認知症、などが病名としてある、ということになります。

「認知予備能」という貯金

用語の話はこのぐらいにしてここからは認知症の予防について考えていきます。人間は誰もが老いていきます。そして、脳以外の病気で死亡しなければ、遅かれ早かれ脳は傷んでいきます。アルツハイマー病による認知症のようにミクロレベル、つまり分子のレベルで傷むことになるかもしれませんし、脳血管障害による認知症のように、脳の血管がつまったり破れたりして、脳が傷むことになるかもしれません。そういう意味では、認知症とは人間の宿命のようなものであり、粛々と受け入れるべきことともいえます。

それはそれでまったく正しいことです。心配しても仕方がない、というのも一理あります。ただ、人生一〇〇年時代という言葉があるように、現実に一〇〇歳を超えて生きる人が増えてきました。日本では、二〇二〇年時点で一〇〇歳以上の人口は、八万人超になっています。その九割が女性です。全人口の〇・一パーセント未満ですので、まだ少ないという言うべきかもしれませんが、二〇〇〇年ごろはその数は一万に過ぎなかったことを考えると、特に女性においてその伸びは急激だといえます。

そうなってくると、もしかすると意外にも長くなるかもしれない人生を、身の回りのこと、社会のこと、そして自分自身のことをしっかりとわかりながらの、長い人生でありたい、というのは誰もが願うことです。そのため認知症の予防にこれまで以上に多くの人が関心を持つようになってきているのです。

認知症のうちの大きな割合の一つを占める脳血管障害による認知症については、これは、他の多くの身体の病気と同じで、よい生活習慣に予防効果があります。健康的な食生活や適度な運動習慣により、肥満、糖尿病、高血圧をできる限り防ぐのです。そうすることで脳の血管も若さを保ち、傷みにくくなります。認知症の中のもうひとつの大きな割合を占める、アルツハイマー病による認知症については、ミクロレベルで起きてくる病気という話をしましたが、そのミクロレベル、つまり分子レベルの変化に働きかけようという治療法の開発を、現在、各国、各製薬企業が莫大《ばくだい》な資金を投じて進めています。画期的な新薬の開発まであと一歩か、という期待もあり、本書執筆中の二〇二一年には、アルツハイマー病で脳内に過剰に蓄積したアミロイドベータと呼ばれる物質を除去する根本治療薬が、米国で初めて緊急承認されました。

開発された根本治療薬に効果があるとしても、その効果がどの程度のものかについてはもうしばらくその見極めに時間がかかります。現時点で、アルツハイマー病に対してとることができる予防手段で一番たしかなことは、若いうちから認知能力・知的能力を「貯金」しておくことです。こうして蓄えられた貯金のことを「認知予備能」と言います。皆さんが高校生であれば、今、学校で学んでいる退屈な数学、国語、英語、地理、歴史などがいったいなんの役にたつのか、と感じているかもしれません。ところが、こうした基礎学力があることによって、大人になったあと、読むことのできる本、理解することのできるもっと専門的な授業が増えることになります。難しいことを考えることができるようになると、皆さんはさらに自分の脳をよく使うようになります。

今、私が書いている本は、わかりやすさを重視して、専門用語を減らし、同じことを繰り返すような文体にしていています。しかし、そういう工夫がなく、同じ内容がもっと短く圧縮され、専門用語をずっと増やした本であったとしても、行間を自分で補いながら読み進める力ができてきます。さらには、ただ読んで、そうかそうかと鵜呑《うの》みにしたり、なんとなく気に入らないと漠然と不愉快になったりするだけでなく、どの部分はどういう意味で賛成なのか、どの部分は自分自身とどう考えが違うのか、をまとまった文章として表現できるようになります。つまり現実という複雑なことがらを、様々な角度から多面的に理解し、ある観点からみるとこのように考えることができるが、別の観点からみるとまた別のように考えることができる、というものの考え方を身につけることができるようになります。これは、心理学の用語でintegrative complexity（インテグレイティブ・コンプレクシティ、統合された複雑さ）と呼ばれる能力のことです。さらに、もう一歩進めて、そのような多面的な見方や価値観の中で、自分自身の立場や価値観を選び、そしてその立場や価値観から社会に対して意見を述べたり、働きかけたりすることができるようになります。傍観するだけでなく働きかけることを「関与」、英語では「コミットメント」と呼びます。

そんな人生を送りながら、運よく七〇歳あたりまで生きることができ、いよいよ、これは運命としてやむをえないものとしての認知症が始まるときを想像してみましょう。その場合、七〇歳までの間を、複雑なことを複雑なものとして考えて、そして傍観するだけでなく社会に「関与」してきた人は、そうでない人よりも、脳の回路がずっと発達しているのです。そして、運命としての認知症がおきても、その発達した脳の回路が貯金、つまり「認知予備能」となっていて、認知症の進行を遅らせることができるのです。

そうはいってもなあ、という考えを皆さんは持たれるかもしれません。そうはいっても、結局は長くて五年一〇年の差で人は衰え死んでいくではないか、と。それはその通りです。**しかし、とはいえ、**と、私から返答したいと思います。一度きりの人生で、たまたま生まれついたこの世界や、そしてたまたま自分が宿ることになったこの自分自身を、力の限り見極めたい、と私は思います。そして、それらを受け身に眺めるだけでなく、自分自身もこの世界や自分自身に対して、少しばかり働きかけてみたいと思います。ということで、**皆さんには、単なる認知症の予防というだけでなく、もしかすると七〇年を超えるかもしれない人生全体を「よく生きる」ために、「考える習慣」をお勧めしたく思います。**

この章は医学的、実用的なことからかなり脱線してしまいました。認知症については、認知症を持つ人の暮らし、介護者の負担やその支援など、実際的な話題がたくさんあります。あまりにトピックが多すぎる章なので、駆け足の本書の中でも特に端折《はしょ》りすぎ、かつ大きく脱線したことをお許しください。

第9章　パーソナリティ障害、素行症

病気とされる「性格」

第1部の最後の話題はパーソナリティ障害です。パーソナリティとは平たく言えば「性格」のことです。人は誰でも「性格」を持っています。社交的な人もいれば内向的な人もいるでしょう。いつも斜に構えたような人もいれば、何事にも真正面・真っ正直に向かっていく人もいるでしょう。このように人は誰でもパーソナリティを持ち、それは人それぞれです。第2部でさらに考えていく予定ですが、色々な人がいるのがこの社会であり、むしろそれでよいのです。

ところが、このパーソナリティが、「個性であり素晴らしいことだ」と言っているだけでは済まないほど、本人にとって、あるいは周囲の人にとって大変な苦痛になることがあります。その場合、それをパーソナリティ障害と呼びます。精神科の病気の分類に含めるわけですから、「個性ではなく、病気である」とみなすことになります。

ただ、現実には、パーソナリティ障害そのものに対して、こうすれば何か月以内にここまでよくなるという治療はありません。パーソナリティとは言ってみればその人の一部でもあるために、それを治療するというのであれば、長い年月をかけた行きつ戻りつの治療となり、時には治療から完全に脱落してしまうこともあるのです。パーソナリティ障害には、様々な種類があるのですが、本書では、以下、境界性パーソナリティ障害と反社会性パーソナリティ障害を紹介することにします。

境界性パーソナリティ障害

「境界性」という言葉にこだわって、「何と何の境界なのか」と悩む必要はありません。これは第4章で述べたフロイトの流れをくむ精神分析の理論の中で使われていたため、病名に残った言葉です。言葉のことは脇に置き、状態としては、対人関係の著しい不安定さがその特徴となる、一種のパーソナリティ障害です。その人にとって大事な人、例えば恋人であったり、先輩であったりに対して、一方では過剰な理想化をします。しかし、そんな理想的な人間はどこにもいませんので、自分の期待が裏切られたと本人が感じたとき、特に、自分にとって助けになってほしいときに助けてもらえず、見捨てられたと感じたときに、今度は激しいこき下ろしが始まります。その人が自分のことを第一に気にかけてくれているかどうかを確かめるために、仕事中に突然の呼び出しの電話をかけたり、死にたい気持ちが沸いてきたので今すぐきてくれないと本当に死ぬかもしれない、と言ったり、ということが頻繁に起きるようになります。しかもそれは単なる脅しではなく実行されることも多く、そして実際に死に至ることさえあるために、本人もつらいですが、その相手となった側の心もズタズタになってしまいます。

どうしてこのようなパーソナリティになるのかについて、これが正しいという説明はありません。ただ、子どもが成長過程で経験することを想像すると、そこにヒントがありそうに思えます。赤ちゃんは親にとってかわいいものですから、突然泣き出しても親は怒鳴りつけたりはしません。乳児にとっての親とは、何を言っても自分のいうことをきいてくれる、理想的な存在です。ところがもう少し大きくなってきて、保育園だ、幼稚園だ、というころになってくると、親は、だめなことはだめと叱ってきます。それでも愛情のほうが多く、自分にとって親は、ほとんどの場合には自分を守ってくれる大きな存在です。ところがもう少し大きくなってくると、親が自分を叱る場合にしても、場当たり的で気まぐれなことも多いことに気づくようになります。酔っぱらって帰ってきた父親が意味もなく怒鳴り散らしている、という場面にも遭遇するようになります。それでも、酔っぱらっていないときは、よい父親です。こういうことを経験する中で、子どもは、親といっても一人の人間であり、九割素晴らしいけど一割はダメ人間だ、といったことを学んでいきます。人間に対するそのような見方を携えて、もっと大きくなったとき、生涯の親友ができたり恋愛をしたりといったことを経験していきます。

生涯の親友であっても、いつでも自分の味方になってくれるわけではありません。他のことが大切でそちらを優先し、自分のことは後回しにされることもあります。そうしたことがあったとしても、小さなころに「まあ人間とはこんなものだろう」という感覚が身体に入っていれば、そのことで親友との関係が崩れることはありません。結局のところ、人間は誰か一人に寄りかかって生きていくことはできず、自分で立って生きていき、そして自分で立ちながらも、周囲の多くの人たちの支えで、さらに安定して立っていられる、そういう存在です。森の中の木のようなものです。ところが幼い時の成長の中で、この感覚をうまくつかめなかった人は、自分という木をどれか別の一本の木に完全に寄りかからせて、その寄りかかった木が自分を支えてくれるかを試すようなことをしてしまいます。寄りかかられたほうの木も、自分自身が立っていることに精一杯で、そこまでの余力はありませんので、両方の木はどちらも立っていることができなくなります。

わかりやすくするためにかなり雑なたとえ話をしましたが、境界性パーソナリティ障害をイメージで表すとそういうことになります。そして、その治療は、一本一本の木がそれぞれ立っており、そしてそれでも互いに支えあっている、という人間関係ができることを目指していくことになります。その治療は非常に難しいとこれまで言われてきましたが、数年でなく数十年という経過で考えると、楽に生きられるようになる人も多いことがわかってきています。つまり、**人間のパーソナリティは、長い期間で考えると変化の可能性を持っている**ということです。

反社会性パーソナリティ障害、素行症

この病名はちょっと奇妙な病名です。「反社会性」というのは医学の問題というよりも、社会との関係で決まることなので、なぜそれが病名になるのか、と思われた人も多いでしょう。国際テロ組織のメンバーはこの病名の患者になるのでしょうか。それは政治思想であって、病気というのはおかしいのではないでしょうか。そういう意味でちょっとおかしな病名ではあるのですが、この反社会性パーソナリティ障害の中核に位置する人たちは、病気と呼ぶのがよいだろうと思わせる性格特徴をもっています。この人たちは、その性格が冷淡（callous）で非情緒的（unemotional）な特徴を持つことから、略して「CU特性」を持つと言われます。そして、このCU特性を持つ反社会性パーソナリティ障害は、犯罪心理学の分野を中心に「サイコパス」という名称で呼ばれます。

先ほどと同じく、子どもの成長を考えてみましょう。乳児のころは何をやっても許されます。ところがだんだんと、だめなことは叱られる、という体験をするようになります。もっと大きくなって思春期になると、身体が大きくなってきます。腕力で勝負したら母親はもちろん父親にさえ勝てるようになってきます。知能も高くなってきますし、性的な関心も高まります。つまり、欲求と好奇心と、それを実現するための知力と体力がますます高くなっていくのです。そうした中、自分自身や周囲を試すかのように、暴言や暴力といった行動も出始めます。しかし、これも一つの学習の機会です。悪いことをして、その結果、子どもは良いことと悪いことを学んでいきます。

良いことと悪いことの学習は二つの方法で行われます。一つは、良いことは褒められ悪いことは叱られることです。こうして子どもは次第に社会のルールを学び大人になっていきます。良いことと悪いことの学習はもう一つ違った方法でもなされます。たとえば、からかわれたことに腹を立て、身体に障害を持つ弟を殴ったとします。弟が泣き出します。別に両親が見ているわけではありません。けれども、殴った後、「自分はなぜこんなことをしたんだろう、弟がこんなに泣いてしまったじゃないか」と無性に悲しくなってきます。そして弟と一緒になってわんわんと泣き続けます。そして、「もう弱い子を殴るのはやめよう」と心に誓います。こうした感情はどこから起きてきたのでしょうか。それは「良心」です。この「良心」は誰かから教わったものではありません。人間には、他人の気持ちを思いやる、という「良心」、「共感」というこころの働きが生まれながらに備わっています。人間は他人のつらい気持ちを心の底から理解することができる力が備わっている、そういう動物なのです。ちなみにチンパンジーの場合、共感の力は人間に比べてかなり弱いようです。

ところが、この良心や共感力が乏しい一部の人たちがいることがわかってきました。たとえば、一〇人近くの高校生の集団が無防備なホームレスの人を襲撃して、怪我をさせたとします。ほとんどの子は、「仲間に誘われて断れなくて」とか、「ここまで大変なことになるとは想像できなくて」とか言って、そして、怪我をして苦しむ人を見て、「本当に悪いことをしてしまった」と、心からの反省の様子がみられます。ところがその中の、ある一人の子についてはそうした良心の呵責《かしゃく》が感じられず、それどころか、怪我をした被害者を見て、楽しんでいるようにさえみえるのです。

大人であればこのような事件の加害者については、反社会性パーソナリティ障害の可能性を考えることになります。ただし、一八歳未満については、まだパーソナリティが変化の途上にあるという考え方によって、パーソナリティ障害の診断はしないという決まりとなっています。そこで、このような事件の加害者の場合には「素行症」という別の病名の診断をすることになっています。表1の精神科の病名リストでは、パーソナリティ障害とは別のところに置かれています。

ただし一度だけの加害行為で、素行症と診断することはありません。他者への危害、窃盗、器物破損などが繰り返される場合に、この診断名を考えることになります。ホームレスの人にけがをさせた上述の高校生の集団の場合、この事件以外にもこれまでに反社会的行動の常習性がある者も何名かいるかもしれません。その何名かは「素行症」の可能性が高いことになります。さらに、その中で、良心の呵責を感じる様子がみられなかった一名は、もっと深刻です。素行症の診断に加え、「CU特性あり」、つまり要注意ということになります。残念ながら、このCU特性はなかなか変化しづらく、一八歳を超えると、素行症の診断は反社会性パーソナリティ障害へと変わり、多くの場合、CU特性はそのまま続くことになるのです。

殺人、暴行、性犯罪などの加害者で、懲役刑となり刑期を送っている人がいます。しかるべき刑期をまっとうすれば、再チャレンジの機会が与えられるのが、法治国家です。刑期をまっとうしているのに、「そんな危ない人間を野に放つのか」などという意見が聴かれることもありますが、それは極端な意見です。一方で、諸外国に続き、現在、日本でも、性犯罪者に対する仮釈放中の者に対するGPSによる監視体制構築の議論が進んでいます。プライバシーの権利とのせめぎ合いとはなりますが、再犯リスクが高い人に対しての監視体制の一定の強化は、人々が安心して暮らせる社会をつくる上で、必要なことです。再犯リスクの高い人の監視体制の強化の意義はそれだけではありません。そのような体制があることによって、しかるべき刑期をまっとうし、かつ、再犯リスクも非常に低いと考えられる人たちを、皆が静かに見守れる社会が維持できる、と私は考えています。

第2部

精神医学とはそもそも何なのか

第10章　精神医学とは対人援助である

「そもそも」の疑問

第1部では、代表的な精神科の病気について、駆け足でみてきました。一つ一つの病気について、ごく大雑把なことはご理解いただけたかもしれません。また、精神科の病気といっても色々で、これだけ多様なものを「こころの病気」とか精神疾患という言葉でひとまとめにしていることに驚かれたかもしれません。

ただ、ここまで読み進めてきて、皆さんは、一つ一つの病気については、そういうものなのか、ということはわかったけれど、「そもそも……」という疑問をお持ちでないでしょうか。あの病気もこの病気も「こころの病気」ということは理解できたけれど、では、そもそも「こころの病気」とは何なのだろうか、という疑問です。

「こころの病気」と呼んでもよいし、「精神科の病気」と呼んでもよいし、あるいは、もっと堅苦しく、「精神疾患」とか「精神障害」といったとしても同じことですが、**そ**

そもそも「こころ」とか「精神」とかは、目にみえないですよね。それに加えて、**そもそも**「「病気」っていったいなんなのでしょうか？」。こちらもなかなか難しい問いです。

そういうこともあって、「「こころの病気」とはこういうものだ、と定義することは無理だ」と、すっかりあきらめてしまう人もいます。表1（二八～二九ページ）に掲載した「こころの病気のリスト」に含まれているものが「こころの病気」の定義だ、と、半ば冗談めかしてただし半ば本気で言う人もいます。でも、これでは答えになっているようで答えになっていないですよね。知りたいことは、どうしてその「リスト」にそれらの病名を載せることにしたのか、どうしてそのリストに載せなかったものは載せないことになったのか、ということなのですから。

自分の仕事について、それが何かを考える、ということ

正直に白状しますと、この本を書いている私自身、この第2部の執筆は何度も挫折しかけたのです。第1部を書くのは私にとってはそれほど難しいことではありませんでした。私が普段仕事で行っていることを、知識としてこれまで身につけてきたことを、皆さんにお伝えすればよいのですから。それに対して、第2部で考えていくことは、そもそも「私が仕事として行っている精神医学とはいったい何なのだ?」という問いです。こういうことは、その「内部」にいる者は普段考えないことです。

学校の先生であれば、自身の担当科目についての知識は十分に備えています。担当科目だけでなく、生徒への接し方、生活面も含めた助言のしかたもトレーニングされています。ただ、「教師とはいったい何か?」、「教育とはいったい何か?」ということを考える機会はそれほどないでしょうし、考えなくても立派に仕事はできてしまいます。

自分自身が当たり前に行っていることを「俯瞰《ふかん》」してみることはいつも難しいことです。そうした難しいことに、これからチャレンジしていこうと思います。

精神医学とは対人援助である

「精神医学とは何か?」という問いへの答えとして、「それは、人のこころの癒やしにかかわる専門分野です」とか、「それは、脳の不調を治療する専門分野です」といった答えが、まず、思いつきそうです。これはこれで悪い答えではないのですが、本書では、違った答え方をしてみます。

「精神医学とは、対人援助にかかわる専門分野の一つです」

これでうまくいくかどうか、では、話を進めていきましょう。

多様な生き方があるのが当然である、という現代社会では、人と違っているという理由だけで、それについて社会がとやかくいう必要はありません。様々な個性や特性をもった人たちが共に暮らす、多様性のある社会は、むしろよいことです。とはいえ、人は一人で生きていくことができません。必要以上に、社会や他人からとやかく言われたくはないですが、私たちの毎日の生活は、誰かに助けを求めたり、逆に自分自身が誰かを助けたり、その繰り返しです。この双方向の助言や手助けのことを「対人援助」と呼びます。図3で「A」という名前で大きな丸を描きました。この内側全体が、さまざまな「対人援助」とお考えください。

簡単な例でいうと、「お父さん、最近運動不足じゃないかしら、朝、ウォーキングでも始めてみたら」、「最初、一人でウォーキングに行くのも気が引けるのなら、私が付き合うよ」といった感じです。「お父さん」は自分自身の運動不足気味のライフ・スタイルを、「運動不足は自分のライフ・スタイルなのだ」と居直るのではなく、時には家族や友人の助言や援助に耳を貸して、変化させていくのです。

「お父さん」にウォーキングを勧めてみたお子さんのように、**対人援助のほとんどは普通のこと、つまり人と人の間の日常的な気遣い**です。これは、人が自由に、自発的に行う「対人援助」です。ただ、こうしたことを、私たちは、社会全体として、かたちを決めて、フォーマルに（公式に）行うこともあります。

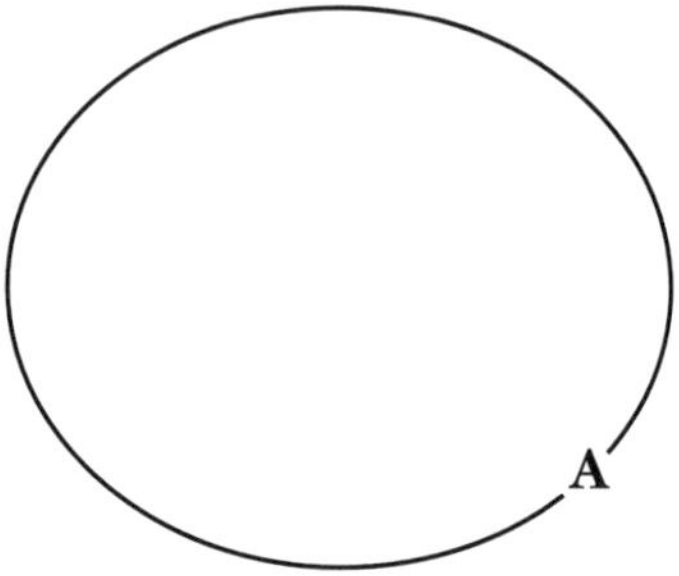

図3　人と人の関係では、様々な「対人援助」が行われる

現代社会には、個人の自由だ、自己責任だ、といって放っておくわけにはいかない課題が、たくさん残されています。たとえば、日常的に虐待を受けている人たち、貧困状態にある人たち、教育機会を剝奪された人たち、長期の難民生活や避難生活を強いられている人たち、内戦状態の国家や治安の著しく悪化した国家で暮らす人たち、などです。強制労働や強制結

婚など「現代の奴隷制」の被害者は世界で四〇〇〇万人を超えるとの報告があります。
こうした状態にある人は、自分の努力で今の状態を解決していくための手段が奪われているのです。また、人と人との間での広い意味での対人援助を受けようとしても、これら困難な状態にある人たちの中には、そうしたつながりがそもそも乏しくなっていることが多いのです。

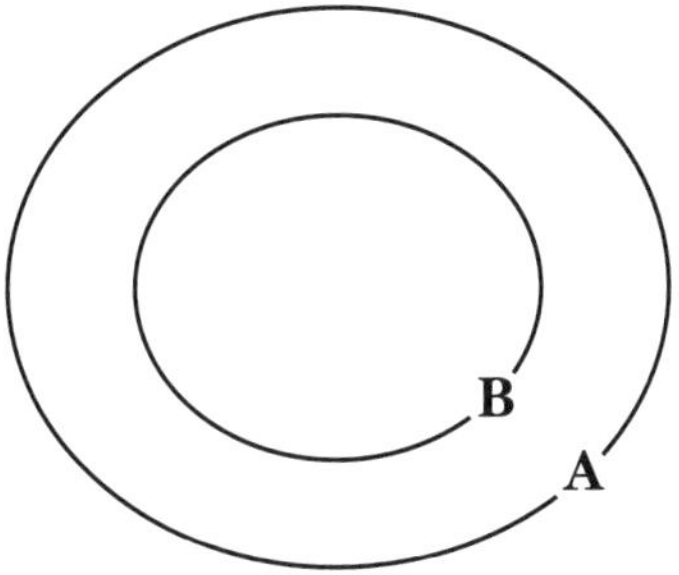

図4　「対人援助」の中には、フォーマルな（公式の）対人援助もある

そういう意味で、広い意味での対人援助の中には、一部、社会が組織的に行う対人援助が含まれます。その問題に応じて、福祉、教育、警備など、様々です。こうしたフォーマルな対人援助では、専門職が登場します。そして、それぞれの対人援助の方法にはルールやマニュアルが存在します。図4では、広い意味での対人援助の中での、フォーマルな対人援助を「B」の丸で表しました。

そして、この「組織的な対人援助」の一つが、「精

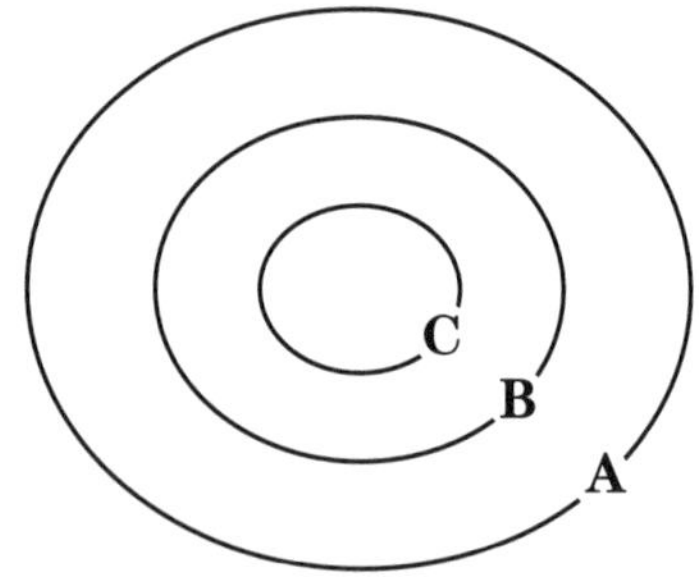

図5　精神医学の出番となる「対人援助」

神医学」という方法を用いた対人援助なのです。つまり、病院や診療所の精神科に行って相談することがらなのです。

　こうしたことがらであっても、精神科で相談することと併せて、家族と相談したり、学校の先生と相談したり、弁護士に相談したりしてはいけないということではありません。対人援助はいくつかのものを同時に行うことができますし、むしろそれが普通です。ただ、「精神医学の出番があるような相談ごと」については、精神科で相談することで、友人や家族への相談や学校の先生への相談だけでは達成することができないような、解決がみつかることがあるのです。精神医学の出番がある対人援助を「C」の丸で表しました。

　次の章からは、その「精神医学の出番」はどこにあるのかを探っていくことにします。

第11章　精神医学の守備範囲「外」

「こころの病気ではないもの」から探る

第10章では、精神医学は対人援助の一つであるということを述べました。そして、対人援助の中でも、専門的な方法を使って行うフォーマルな対人援助であり、その中の一つである、という私の考えを述べました。

当然のことながら、精神医学には得意なこととそうでないことがあります。たとえば、「貧困」は精神医学ではなく、福祉政策などで対応すべきことでしょう。また、夫婦間の不和があれば、それは精神医学が対応することではなく、まずは当事者間で考えることであり、フォーマルな援助が必要になれば、次に相談する専門家は、弁護士や家庭裁判所になるでしょう。

本章からは、さまざまな「対人援助」のうち、精神医学の守備範囲はどのあたりまでになるのか、ということを、考えていくことにします。その相談事が「こころの病気」

であるということになれば、「病気」である以上、それは精神医学の守備範囲、ということになります。

この問いに答えるための第一歩として、この第11章では、少し変わった方法をとることにします。普通のやり方ですと、「こういう場合は「こころの病気」です、ぜひ、精神科に相談してみてください」という、様々な場合を順にあげていくことになります。実際、本書の第1部はそういうことを行ってきたのです。

ただ、この第11章では、その普通のやり方ではなく、逆から考えてみようと思います。消去法です。「これもこれも、こころの病気です」というように「こころの病気」を次々に列挙していくのではなく、**「こころの病気」に似てはいるが「こころの病気」ではないものを列挙して、そこから「こころの病気」とは何か、を理解しよう**という方法です。「魚とはなんだろうか?」ということを考えるときに、魚ではないもの（たとえばクジラとか）を列挙していくのと同じ作戦です。

わかっているのにできない

皆さんは次のような経験をしたことはないでしょうか？

勉強しないといけない、と頭ではわかっているのに、試験が近づくと逆に気持ちがのらなくなってしまうんです。

おそらく、ほとんどの読者が、同じような経験をしたことがあるでしょう。次のような経験をされている方も多いかもしれません。

就寝前に歯磨きをすることは大事であることはわかっているが、ついつい面倒ですっぽかしてしまうのです。

夜あまり遅い時間にゲームをやり続けることはよくないですよね。わかっているのですけど、ついつい時間が長くなってしまうのです。

スナック菓子を食べ始めるときは、袋の半分でやめておこう、と決めているのに、いったん食べ始めると、全部食べ切ってしまうのです。

まだまだ例はいくらでも挙げることができます。そして、「わかっているのにできない」のは子どもの時期だけではありません。高校生の読者であれば、大人になればこうしたことは克服できると思っているかもしれません。しかし、こうした「だらしない」行動は、多少は改善されるかもしれませんが、大人になってもずっと続き、人生の終わりまで続くのです。

つまり、人間とは「わかっているのにできない」生き物である、ということです。もちろん、ひと頑張りすることもあるのが人間です。「ポテトチップは今日はここまでにしよう！」と強い気持ちで意志を貫くこともあります。「わかっているのにできないこともあれば、できることもある」のが人間である、というのが正確なところでしょう。

昔から、この「わかっているのにできない」という人間の性《さが》に、何とか打ちかとうとしてきた人たちもいました。日本の歴史でいえば、鎌倉時代の明恵上人《みょうえしょうにん》はその代表格でしょう。世俗の欲望を一切断ち切ろうとした明恵上人は、欲望の源となる目、耳、鼻、舌、身、を切りとらねばならないと考え、しかしさすがに目がなければお経が読めないので、なくても修行に差しさわりのないものとして右の耳を切り落としました。キリスト教徒にも、禁欲ということに関しては非常に厳しい人たちがいましたが、キリスト教の修道院の始まりは、エジプトの砂漠でぎりぎりの生活をした修道僧たちでした。三世紀の聖アントニウスが有名です。

しかし、明恵上人クラスの伝説的な人は除き、その場の欲望・快楽に流されてしまい、「わかっているのにできないこともあれば、できることもある」のが人間なのです。「こころの病気」とは何かについて考えていく上で、どうしてこのような一見無関係な話をしているのかというと、こうした**「ちょっと残念な行動」のほとんどは「こころの病気ではない」**ということを、お伝えしたかったのです。大多数の「ちょっと残念な行動」を、精神科の病気としない理由は、**人間とはそもそも「ちょっと残念なところがある」**からなのです。

こうした場合、わざわざ精神科へ相談に行く必要はありません。自分の努力でなんとかしようとしてみるか、家族や友人でお互いに助言しあって、解決していくことになります。それでもうまくいかないこともあります。大人であっても、誰でも、一つや二つ、残念な習慣を抱えているものです。明恵上人や聖アントニウスの場合はそんなことはないのかもしれませんが。

他の人から見て普通ではない

以上述べてきた「ちょっと残念な行動」を、もう少ししっかり定義するとしたら、「そうしたほうが（あるいはそうしないほうが）自分自身にとってよいことが自分でもわかっていて、自分にはそうすることができる力があるはずなのに、そうすることができない、そういう行動」といったことになるでしょうか。つまり、「自分も残念だと思っているし、他人も残念だと思っている」そういう行動です。

それに対して、「他人は残念だと思っているが、自分では残念とは思っていない」、そういう場合はどうでしょうか。

前の節で次のような例を挙げました。

夜あまり遅い時間にゲームをやり続けることはよくないですよね。わかっているのですけど、ついつい時間が長くなってしまうのです。

これは、「自分も残念だと思っているし、他人も残念だと思っている」、そういう行動の例でした。では、これを少し変えてみて、次の場合はどうでしょうか。

夜遅い時間にゲームをやり続けているが、自分は全然悪いとは思っていない。そもそも今やっているのはｅスポーツの大会に向けてのトレーニングだ。自分は、ｅスポーツのプロを目指している。

親や友人が、「そんなこと言ったって、それで一生稼いでいけるわけないでしょう。せっかく大学に入って、このまま普通に勉強したら、安定した仕事に就けるのに、何を夢みたいなことを言っているの」と諭しているとします。また、追加情報ですが、ｅスポーツのプロを目指していると言っているこの人は、中立的にみてその才能にはそれほど恵まれていなさそうだとします。

こうした行動、つまり「本人はそれでよいと思っているが、他人の多くは普通ではないと思っている」、そうした行動を、そもそも人は行うことが許されるのか、という論点は、この本のテーマである精神医学とは別のところで、長く議論されてきました。政治思想の分野です。精神医学から少し話がそれますが寄り道してみましょう。またすぐに戻ってきます。

一八世紀後半にイギリスで活躍した政治思想家、J・S・ミルは、今日の自由主義の元祖の一人ですが、彼の考えに「愚行権」と呼ばれる考え方があります。「愚行権」とは「他人に迷惑をかけない限りにおいて、人は、他人からみれば愚かに見える行動をしてもよいのだ」という考えです。

他人に迷惑をかけなければ好きなことをしてもよいのは当たり前ではないか、と皆さん思われるかもしれません。けれども、他人に迷惑をかけているわけでないのに「普通と違うからだめである」という理由で、世間の目が厳しい行動は、世の中にまだまだ満ち溢《あふ》れていないでしょうか。

少し大きな例を挙げると、第6章で話題にした同性愛があります。同性愛者の性志向は多数派が普通と考えている性のあり方とは異なっています。この状態は、現在、大多数の国で犯罪となることはありませんし、病気ともみなされていません。しかし、そもそも社会とは多様な価値観や生き方を持っている人がいるものである、それでよいのである、という考えが歴史の中で時間をかけて受け入れられてきたことによって、ようやくここまで到達したのです。現実には、現代でさえ、同性愛が犯罪とされている国はまだ残っています。日本人になじみの深い国をひとつあげれば、たとえばシンガポールでは、公共の場、私的な場所を問わず、男性間の性行為は犯罪とされています。また、第6章で述べたように、一九七〇年代、米国では、同性愛は犯罪とはされていませんでしたが、「精神科の病気」であるとして精神疾患の公式の診断基準に含まれていました。こうした扱いを改善させようとする多くの人の運動・活動があって、現在、同性愛は、精神疾患のリストから除外されるようになったのです。

自分自身はそのように生きていきたい、と思っているが、他人から見ると、普通でないようにみえる、そういう行動の多くが、かつては、犯罪に分類されていたこともあれば、精神疾患とみなされていたこともあったのです。それが、多様な生き方を尊重する方向となってきた現代社会になって、次第に、犯罪でもなければ、「こころの病気」でもない、と考えられる方向になってきている、というのが現状です。この節の結論としては、いったん、「自分はそうしたいと思っているが、他の人から見て普通ではない」行動の多くは「こころの病気」ではないとみなされるようになってきている、ただし、まだ道半ばである、ということにしておきましょう。

実際、残念ながら、まだまだ「道半ば」なのです。この原稿を書いている二〇二一年六月に、ハンガリーで「未成年者に同性愛を助長することを禁止する」法案が可決されました。同性愛者に関する理解を深めるような性教育も禁止される可能性があります。この本は未成年も読者に想定しています。この国がハンガリーであれば、この本のような穏当な内容でさえ問題となる可能性があるということでしょうか。

では、「自分がどう生きるかで悩んでいる」、これは病気なのでしょうか。

高校生や大学生であれば将来の進路は大きな悩みです。また、いったん仕事に就いたとしても、このままずっとこの仕事を続けていくのがよいのか、人は悩みます。家族のこと、友人のことでも悩みます。せっかく頑張って大学に入学したけれど、これは自分の本当の人生とは違う、と思い、もう一度、大学を受験しなおそうか、と考えることもあります。もっと人生の後半になってからも、これまで続けてきた仕事をやめて、お遍路の旅に出ることもあります。俗世を離れ出家する人もいれば、修道院に入る人もいます。

こうしたことも、こころの病気ではありません。自分がどう生きるかは、自分自身で考えることであり、家族や友人とともに考えることです。

ただ、こうしたことがこころの病気ではないからといって、それが重要なことではないということではありません。むしろ逆で、人生にとって最も重要なことである、ということです。**人生の悩みのほとんどは、精神科の病気とは関係のないこと**であり、また、悩む人への励ましや勇気づけのほとんどは、精神科医ではなく、友人や家族によってなされます。こうした場合の「対人援助」は、専門的でフォーマルな対人援助の外側で行われるのです。専門的でない、フォーマルでないからといって、その対人援助はフォーマルな対人援助より質が劣るなどということはまったくありません。

「人は誰かの背中を見て育つ」ということが言われます。人が自分の人生を選びとっていくときは、マニュアルやガイドブックに従うのではなく、「こういう人になりたい」という人がいることが多いのです。その人は、身近な人でなく、遠くにいて憧れる存在かもしれません。先輩や家族のように身近にいて、自分に直接、助言をしてくれたり、お手本を見せてくれたりする存在かもしれません。

「自分がどう生きるか?」というこの大きなことがらに関係して、精神医学の出番はあまりありません。ただ、医学的な知識や治療法を役立ててもらえそうだ、という場面があれば、そこで脇役として登場することもあります。

もっと成長したい

「もっと成長したい」、つまり今のところ、こころのことでひどく行き詰まっているわけではないけれど、今よりも、もっとよくありたい、これは誰もが思うことです。もっとポジティブな自分になりたい、もっと集中力を高めたい、などなどです。薬など、医学の手段をこういうことに用いることは、増強（エンハンスメントenhancement）と呼ばれ、治療（トリートメントtreatment）と区別されます。こころの病気の治療を行う精神医学が担当するのは「治療」のほうですので、「もっと成長したい」という希望は、こころの病気とはみなしません。そして、そうしたニーズに対して薬を処方することもありません。骨折の後などに衰えた筋力を回復するリハビリテーションは医療であっても、ボディビルダーの筋トレは医療ではないのと似たようなことです。何度も繰り返しますが、もっと成長したいという気持ちはこころの病気ではありませんが、もっと成長したい、という気持ちを持ち、努力することは、人間にとって大切なことです。

あきらめること、受け入れることもある

人生には多くの艱難辛苦《かんなんしんく》が待ち受けています。そのほとんどは、こころの病気とは別のことです。こうしたことを、人は、自分自身の努力によって、そして周囲の人たちの

助けによって、乗り越えていきます。社会の仕組み自体に問題があり、自助努力ではどうしようもないことは、政治を通じて変えていくこともあります。個人の権利の侵害に対して、裁判を起こすことで乗り越えようとすることもあります。残念ながら乗り越えることができず、あきらめること、受け入れることもあります。

人生とはそういうものです。しかしながら、そういった様々な苦労の一部に、「こころの病気」と考えたほうがよい、病院へ行って、精神科医に相談をしたほうがよい、そうしたものがある、そういうことなのです。

第12章　精神医学の守備範囲を考える

自殺

第10章では「精神医学は対人援助の一部である」ということを述べました。そして、第11章では、「ほとんどの対人援助は精神医学以外の方法で行われる」ということを述べました。ただし、現実には、その線引きが難しい場合もあります。

以下、「精神医学の守備範囲」について、現代社会の抱える二つの問題である「自殺」と「ひきこもり」を通じて、さらに考えてみることにします。

まずは「自殺」です。死にたいという強い気持ちは、様々な精神科の病気の重い時期にそれぞれの病気の症状としてもみられます。その代表は第3章で紹介した、統合失調症、双極性障害、うつ病です。これらの病気の症状として、死にたいという強い気持ちが起きている場合は、それを止める努力をするべきです。この点については、読者の皆さんも異論はほぼないでしょう。治療によってこれらの「病気」を改善することができれば、「治療を受けた結果、今は死にたいという気持ちがなくなった、あの時、皆が止めてくれてよかった」と、後になって本人が言ってくれることが予想できるからです。

難しいのは、こうした精神科の病気がない場合です。本人は泥酔しているわけではもちろんなく、取り乱しているわけでもないとします。冷静に考えた上での自分の重い判断として、自殺をしたいと述べているとします。精神科の病気がないということは、その病気を治療することで自殺の気持ちを取り除くことはできません。「精神医学」という専門分野からのフォーマルな（公式の）対人援助の手段はないことになります。では、こうした場合、その人を支援する手段がないかというと、まったくそんなことはありません。

厚生労働省の自殺対策に「ゲートキーパー（門番）」と呼ばれる概念があります。自殺の危険を抱えた人に最初に接する機会の多い人たちを中心に、自治体は講習を実施しています。その講習を受け、その基本的な考え方を理解した人がゲートキーパーということになります。国がやっていることなのでフォーマルな対人援助と思われる方もいるかもしれませんが、ゲートキーパーは特別な資格ではありません。また、医師や心理師など特別な専門職でないとゲートキーパーになれない、ということはありません。

自殺の危険のある人に対しては、専門職であろうとなかろうと、誰もがその支えとなることができます。多くの人に、自分もゲートキーパーである、という意識をもってもらい、フォーマルでない対人援助として、自殺の危険のある人の支えになっていただきたい、というのが、国の政策の趣旨です。私的で個人的な支援といってもそこには上手な支援のしかたがあります。厚生労働省の事業では、上手な支援のしかたを、「気づき」、「傾聴」、「つなぎ」、「見守り」の四つとしています。まず、自殺の危険性を抱えている人に気づくこと、これが支援の始まりです。そして、その人の困りごとをよく聞きます。医療的支援など専門家の支援が必要と思った場合は、そちらにつなぎます。自殺の危険性のある人は孤独な状況におかれていることが非常に多いので、二番目の「よく聞くこと」に加え、最後の「見守り」も、とても大切です。

つまり、自殺の危険性のある人への対人援助は、二つの種類があることになります。一つ目は、専門家であろうとなかろうと誰もが行うことのできる支援です。もう一つは、精神科の病気がそこに隠れている場合など、精神科医が行う専門的な対人援助です。

では、精神科の医師や心理師は、こうした大切な問題を一般市民に丸投げしているのか、というとそういう意味ではありません。ゲートキーパーの役割を果たす人は、最初に自殺の危険性に気づく人です。精神科は、自殺の気持ちを持つ人が訪れる可能性が高い、そういう場所の代表です。そういう意味で、精神科の医師や心理師は、一方では、ゲートキーパーの役割としてフォーマルではない対人援助も行い、他方では、精神科の病気がある場合には、専門職の立場から、病気の治療に携わることになるのです。

少し脱線しますが、自殺は、精神医学と関係する重要なテーマですので、統計的な面もお伝えしておくことにします。日本での年間の自殺による死亡者数はおよそ二万人、男性は女性の二倍、全死亡者数の二パーセント近くに相当します。自殺率は国によって、また時代によって大きな差があることが知られており、日本の自殺者数は年間三万人を超える数字が続いていたのが、ここ一〇年で大きく減少し現在の数字となっています（次ページ表2）。それでも対人口比で考えると世界平均より高く、イタリアの三倍程度です。一方でもっと高い国もあり、韓国は日本の二倍程度になります。比較として、他殺による死亡の数字も示しますが、こちらは一九五五年ごろより一貫して長期減少傾向

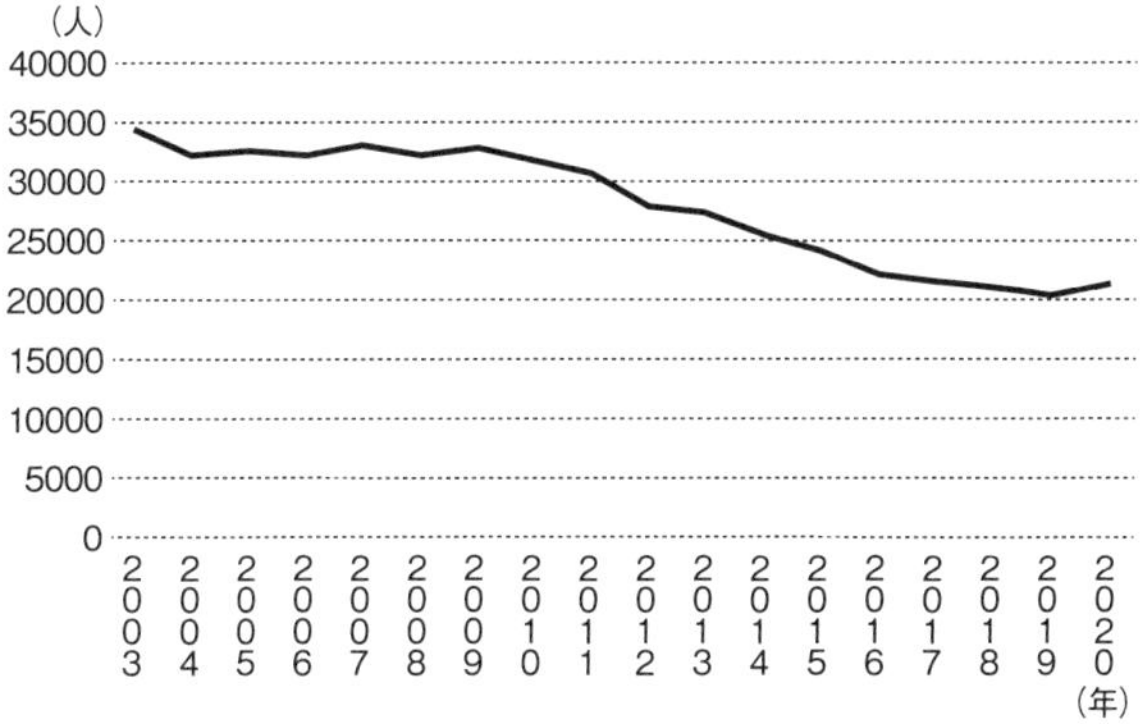

表2　日本の自殺者数推移（警察庁「自殺統計」より作成）

にあり、ピーク時の一〇分の一の年間二〇〇〇人台です。これは先進国では最も低い水準であり、自殺者と比べると二桁低いことになります。ちなみに銃社会のアメリカは自殺者の水準は日本と同程度ですが、アメリカでの他殺による死者数は人口比で日本の二〇倍程度になります。また、日本の交通事故死は、過去三〇年ほど減少傾向で現在は年間三〇〇〇人を下回っています。つまり、現在の日本では、他殺、交通事故、自殺の順で、一桁ずつ数値が高くなっている、といえます。

　これらの数字の読み取り方は様々ですが、私は次のように解釈しています。

「日本人にとって殺人は幸いなことに身近なことではないが、自殺は非常に身近なことである。五

○人に一人の人が自殺によって人生を終えているというのは、本当に残念なことである。しかし、その割合がずっと少ない国もあるということは、まだまだできることはあるはずだ。そこには精神医学がかかわる部分もあるだろうけれども、主な精神科の病気の頻度は国によって差がそれほど大きくない。それなのに自殺率については国によってこれだけデータにばらつきがあることを考えると、社会のあり方のほうで変わるべきこと、できることはもっとたくさんあるはずだ」

不登校とひきこもり

次は「ひきこもり」について考えてみましょう。このテーマも「精神医学の守備範囲」について考えさせられる、現代社会の重要な課題です。学齢期に登校ができなくなる子どもを指して、昔は登校拒否、とか、不登校、と呼ばれてきましたが、その後、その状態が成人しても長期に続くことから「ひきこもり」という言葉が用いられることが増えてきました。

前節の自殺と同じですが、「不登校」も「ひきこもり」も、そういう名前の「精神科の病気」はありません。ただし、これも、自殺と同じですが、何らかの精神科の病気があって、その結果として不登校やひきこもりの状態となっていることは、多くの場合にみられます。何らかの精神科の病気があり、特にその病気に対して薬の治療の効果があることがわかっている場合は、やるべきことははっきりしています。その病気の治療をするのです。患者さん自身に病院に来ていただくことが難しい場合は、家族に代理で受診していただくこともできますし、最近になってようやく日本でも認められるようになった、電話での診療を活用する方法もあります。

難しいのは、精神科の病気が見当たらない場合です。病気があるよりもないほうがよいではないか、と思われるかもしれません。それはその通りです。その点については医師の立場でもまずは安堵《あんど》します。けれども、そこで、「さて、ではどうするか」と思うことになるのです。「精神科の病気」ではない、ということになると、精神医学の専門家としては、状況を変えていく上での特別な手段を持ち合わせていないということになるのです。

ただ、ひきこもりの状態にある人にフォーマルな対人援助を行うことができるのは、精神医学だけではありません。精神科以外のアプローチがこの場合、有効なこともあります。病院や診療所という医療の場を離れたところで、心理カウンセラーが長期的視点でかかわっていくことも有効でしょう。二〇〇九年から始まっている厚生労働省の「ひきこもり支援推進事業」ではマニュアルもつくられていますが、家族カウンセリング、本人の心理カウンセリング、精神科リハビリテーション（デイ・ケア）、就労支援など、医療および医療以外の様々な制度を利用することが推奨されています。

このように、「ひきこもり」の支援には、精神医学の専門職だけでなく様々な専門職が支援にかかわることができるのです。さらにいえば、相談に乗ることができる人は、こうした専門職だけではありません。専門職でないとしても、人間と人間の関係を通じて、自分の信念で「援助を差し伸べてよい」のです。専門的でフォーマルな支援ではない、ということは、この通りの言葉を話していればよい、というような、型にはまったマニュアルは存在しない、ということです。当然、援助する人の価値観も表に出して伝えてよいということですし、むしろ価値観は表に出して伝えるべきなのです。

学校に行きたくない、という子どもに対して、「学校ってそもそも本当に行かないとだめなのかな?」という、自分自身の考えを伝えることもあるでしょう。また、自分自身の人生経験、苦労話を、「私もこの歳《とし》の頃こういうことがあってね」と、ざっくばらんに自己開示することがあってもよいのです。

第13章　病気と医療の関係

病気とは何か？

第10〜12章を通じて、対人援助という広大な領域の中で、精神医学の守備範囲がおおよそどのあたりになるのか、ということを考えてきました。人が支援を求めているとき、そこに「病気」があれば、精神医学は、フォーマルな（公式の）支援を行うことができるのです。一方で、自分はどう生きるのかという意味での「人生の問題」や、人間はひとそれぞれという意味での「人間の多様性」や、人間誰もが立派でないところもあるという意味での「ちょっと残念なこと」であれば、それは「病気」ではないので、精神医学の守備範囲ではない、ということになります。

精神医学の守備範囲は「そこに病気があること」ということが見えてきましたので、この章では、「病気」とは何かについて、少し考えてみましょう。

病気とは何か、というのは、直感的にはそれほど難しいことではなさそうにも思えます。「身体がだるく熱っぽいな」と思ったら、「これは病気かな」と思って病院に行くことになります。ただし、いつもこのようにわかりやすい場合ばかりではありません。特に本書で考えているような「精神科の病気」の場合、それが病気なのかそうでないのかは、はっきりしないものがいくつもあります。

では、「病気とは何か？」という問いにはどう答えたらよいのでしょうか。難しい問いですが、私は、「病気とは何か？」という問いと、「医療とは何か？」という問いを同時に考えると、そこに答えが見えてくると思っています。

医療とは何か？

「病気とは何か？」、「医療とは何か？」ということを考えるとき、常識的に考えると、「病気とは何か？」ということが先に決まっていて、それに対応して、治療法を開発したり実際に治療をしたりするのが医療（つまり、医師や看護師、病院や診療所）である、と考えますよね。新しい病気が登場して、現時点でまだ治療法がなければ、医学研究者は新しい治療法を生み出すべくさらに努力をします。こうした努力を続けることで、医療・医学は進歩してきた、というイメージです。つまり、**「病気」と「医療」の間の関係の、常識的なイメージは、「まず「病気」というものがある。それに対して「医療」が対応する」ということです。**

　このことは、あまりにもあたり前のことで、疑う余地もなさそうに思われるかもしれません。新種のウイルス性肺炎であるＣＯＶＩＤ－19という病気が登場すれば、医療・医学は全力を挙げて、それに対応しようとするのです。

　ところが、このあたり前の発想が、病気の中でも、特に「こころの病気」について考える場合には、うまくいかなくなることが多いのです。

　たとえば、第４章で紹介した社交不安症の場合、ひと昔前であれば、「人前であがりやすい体質」ぐらいに思われていて、これを病気であるなどと考えてもみなかった人も多かったはずです。ところが、その「人前であがりやすい体質」を楽にしてくれるような薬が発見されました。「治療法があるのなら」治療してもらったほうがそれは楽だよね、治療できるということなら「病気」という理解でよいのでは、と人は考えるようになってきたのです。

まず「病気」というものがある。
それに対して「医療」が対応する

⇕

医療が対応できる状態がある。
それに応じて「病気」の範囲が決まっていく

表３　「病気とは何か？」、「医療とは何か？」

ひと昔前であれば、家族の死で気分が落ち込んでいるとき、「その悲しみは深くまた長くても、ご家族とお別れする大切な儀式なんですよ」と考えてきた人は多かったでしょう。ところが、「抗うつ薬で気分の落ち込みはかなり楽になりますよ」ということになると、「治療法があるのなら」、こうした状態も病気と考えたほうが自然だよね、という発想になってくるのです。

つまり、**病気と医療の間の関係の、ちょっと意外なイメージは、「医療が対応できる状態がある、それに応じて「病気」の範囲が決まっていく」ということになります。**「医療が先で病気が後」ということです。「病気が先で医療が後」という常識的な理解とは逆、ということになります。

病気が医療を発展させ、医療が病気の範囲を決めていく

そういう観点から精神医学の歴史を振り返ってみますと、実際に起きていることは、上記の二つのこと、つまり、「病気があるので医療が対応する」、「医療が対応できるので、それを病気とする」の両者をいったりきたりして、その結果、今日の「病気の範囲」、「医療の守備範囲」ができあがってきたようにも思えます。

重症のうつ病は、その効果的な治療法が知られていないときから、多くの人が「これは病気だろう」と思っていました。そして、二〇世紀後半に入ると、うつ病に効果的な薬が次々に発見されました。本書で紹介したSSRIはその代表です。**「そこにある病気に対して、医療が対応した」**のです。結果として、「うつ病」とは、その人の運命でもなく、その人の怠慢や根性不足でもなく、「うつ病」は病気なのだ、という確信を私たちはさらに強めました。今度は、その同じ薬を、これまでは病気というほどでもないだろうと多くの人が思っていた状態にも使ってみました。もう少し軽い症状の人たち、たとえば、あがり症の人たち、軽い気分の落ち込みがある人たち、ものが捨てられない人たちです。

ＳＳＲＩはこれらについても効果がありました。薬に効果があるのなら、これらも病気としてよいのでは、と病気の範囲が広がりました。**「医療が対応できるので、それらを病気とみなすようになった」**のです。とはいえ、現在の薬は、うつ病、社交不安症、ためこみ症などのすべての人に効果があるわけではありません。特に、現在病院で処方されている抗うつ薬で効果がみられないうつ病は、治療抵抗性うつ病と呼ばれます。そして、現代の医学研究は、治療抵抗性うつ病に効果のある新薬の開発を競っています。つまり、**「そこにある病気に対して、医療が対応しようとしている」**のです。

持ちつ持たれつの関係

「病気」の範囲がしっかり定義できるのではなく、以上のようなかたちで決まっていくとしたら、なんとなく危なっかしい感じをもたれないでしょうか。そんなことでは病気が無制限に拡大していかないでしょうか。実際、第4章を読まれた後、ＳＳＲＩという薬が社交不安症に効果があるということを知った読者の中には、人前でそれほど緊張するわけでもないけれども、「今よりもさらに発表が堂々とできるようになりたい」と思って、この薬を服用してみようと思う方がいるかもしれません。第11章で述べた増強(エンハンスメント)としての薬の使用です。現在の医療制度では、健康な人にSSRIを処方することはしませんし、また、現実にはSSRIは健康な人の「今よりもさらに発表が堂々とできるようになりたい」という願いをかなえてくれるほど性能はよくありません。副作用もあります。

ただ、もっと性能がよく副作用も少ない薬が開発されたら、こうした人の希望に押されて、処方が認められるようになるかもしれません。そうなると、これまで、人前でちょっと緊張する程度だった人の多くが、まったく緊張しなくなり、堂々とした発表ができるようになります。結果として堂々とした発表ができる人が人類の中の多数派になってきます。そうなると、これまでは人前でちょっと緊張する程度なので、薬を服用することなど考えることもなかった人も、そうした未来の世界の中では「人並外れて緊張しやすい人」とみなされることになるかもしれません。そして、そういう人たちは、未来の精神科の診断基準では「社交不安症」とみなされるようになるかもしれません。こうして、病気の範囲がどんどん拡大し、ますます医療の対象となる人が増えてくることになるのです。これは、ちょっとしたディストピアですよね。

このように、病気と医療が持ちつ持たれつの関係にあることのマイナス面はたしかにあります。それは、病気の範囲がどんどん広がってしまうという危険性です。こうした危険性を回避し、私たちの未来が、誰も彼もが精神疾患を持ち精神科の薬を何種類も服用しているといったディストピアにならないようにするために、私たちは何らかの歯止めをしておく必要はあります。たとえば増強（エンハンスメント）としての医薬品の使用を許可しない、といった歯止めです。

とはいえ、この「病気と医療の持ちつ持たれつの関係」は、これまで人類が克服してきた病気の数々を考えると、どう控えめに見積もっても、マイナス面よりはプラス面のほうが大きいと私は思います。今日では精神科の病気と考えられるようになっている多くの苦労や苦痛が、かつては、手の打ちようもなく、人間の運命である、前世の行いが悪かったためである、根性が足りなかったためである、親のしつけが悪かったからである、などといって、あきらめるしかないものと考えられてきました。それら「病気」であるなどとは考えられることもなかった多くの苦痛や苦労が、医学の進歩によって「治

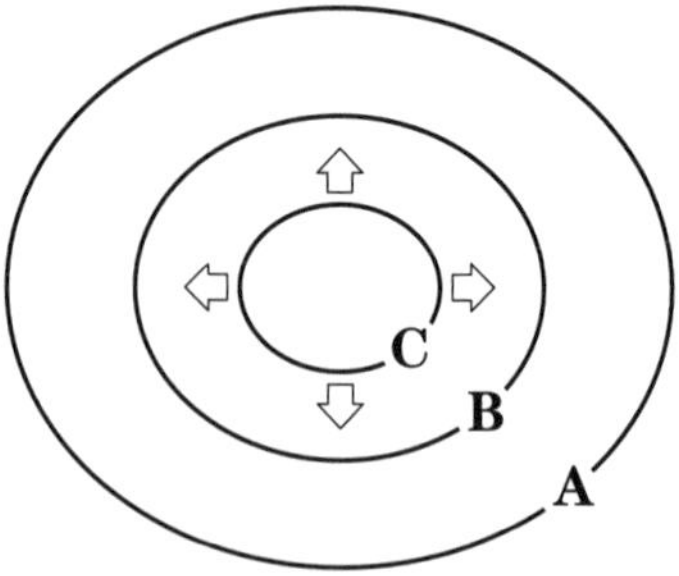

図6　精神医学が担当する対人援助は、医学の進歩によって広がっていく

療できる」、「治療の可能性がある」ものとなったのですから。

ここまでの話を「対人援助の一つとしての精神医学」という第2部全体の話題とつなげてみたのが図6です。精神科の病気の範囲は、医学の進歩によって広がっていきます。そして、対人援助の手段として精神医学が活躍できる場面がますます増えていくのです。

第14章　精神医学はどこを目指すべきか

精神医学を広げる方向の力、狭める方向の力

何を病気と考えるかは、医療に何ができるかによって決まる部分がある、ということを第13章では説明しました。そして実際、医療の進歩とともに、精神医学の範囲は広がってきました。

精神医学を広げる方向の力は、医療の進歩だけではありません。他にもいろいろなことが影響します。本書ではそのすべてを論じきれませんが、いくつか挙げておきましょう。

一つ目は、私のように精神医学を仕事とする者は、精神医学を広げる方向に後押しすることがあります。気をつけてはいても、私利私欲が入り込み、自分の活躍できる場を増やし、そして収入を増やそうとして、精神医学の範囲を広げようとしている面もあるかもしれません。ただ、それだけでなく、自分の仕事に誇りをもっているので、その範

囲が広がることを良いことと考えるのです。スポーツ選手がスポーツの発展を支援することと似ているかもしれません。

二つ目は、第2章のＡＤＨＤのところで述べたような、マスメディアなどによる精神疾患の一般への周知です。第2章ではそのことをあまりよくないことのように述べましたが、メディアでの周知はよいことも多いのです。例えば、第3章で紹介した統合失調症などは、偏見や誤解が多く、もっと社会の皆さんに知っていただきたい病気なのですが、メディアでとりあげられることは本当に少ないのです。

一方で、精神医学の範囲については、それを広げる方向の力だけではなく、押し返す方向の力もあります。

精神医学の範囲を狭める方向へ働く力は、少なくとも以下の三つが考えられます。

一つ目は、倫理的懸念からの、精神医学の拡大に対する社会の自制です。第13章では次のような架空の未来を考えてみました。「現在、まずまず人前で上手に発表ができている人が、もっと堂々とした発表をしたい、という理由で、薬を服用する。堂々とした発表をすることへの際限のない競争が起きる。気づいたときには、世の中の人が皆、薬に依存してしまっている未来が訪れる」。こうしたことを避けるために、社会は、医療の拡大に、自ら慎重になるのです。

精神医学の範囲を狭める方向へ働く力の二つ目は、病気である、と呼ばれてきた人の側からの声です。第6章で述べたように、性に関する少数派（性的マイノリティ）の人たちの生き方が、「病気」とみなされてきた歴史がありました。この状況は、変わりつつありますが、まだ道半ばです。長い時間をかけて、「病気」というラベルをはがす途上にあるのです。

精神医学の範囲を狭める方向へ働く力の三つ目は、経済的要因です。医療はお金がかかります。人件費、マンパワーも、他のフォーマルな対人援助と比べてもコストがかかります。一つ目や二つ目の倫理的理由は抜きにしても、この三つ目の理由、つまり経済的な理由だけでも、精神医学の範囲を狭める方向への大きな力となっているのです。

小さな精神医学と大きな精神医学

ここまでのところで、精神医学の守備範囲を広げようとする力と、狭めようとする力がせめぎあっているイメージをつかんでいただけたかと思います（図7）。そこにはさまざまな要因が関係しています。ここからは、そのような要因のひとつである経済的要因に焦点をあてつつ、「精神医学の守備範囲」についてさらに考えていきましょう。

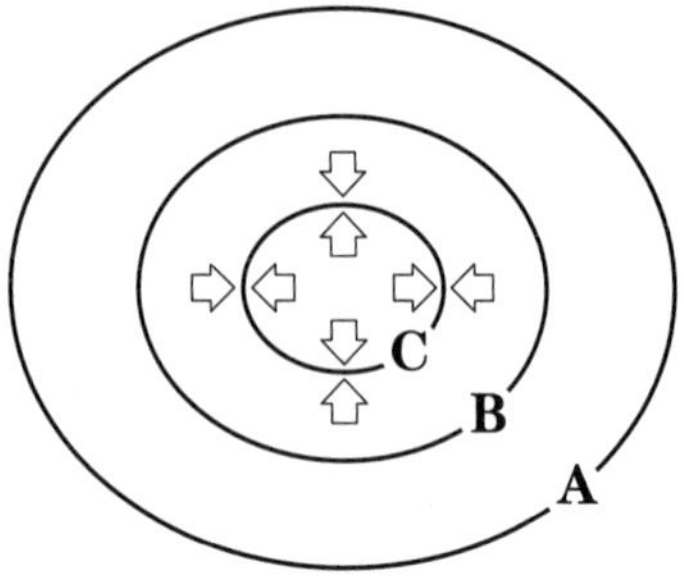

図7　精神医学の範囲を広げようとする力、狭めようとする力

「小さな政府」、「大きな政府」という言葉を聞かれた人は多いでしょう。「小さな政府」は、税金を少なくしかとりません。その分、サービスも限定的です。福祉や医療も限定的となります。一方で「大きな政府」では、税金は高くなります。その分、福祉や医療も充実します。皆さんは今の日本がもっと大きな政府になるほうを支持するでしょうか。あるいは小さな政府になるほうを支持するでしょうか、選挙に際しての議論では、この基本的な論点はごまかされて、どの政党も、税金は増やさず福祉や医療を充実する、といったことをいいます。対立政党については、汚職まみ

れだ、私腹を肥やしているからそれができないのだ、国会議員の給与を減らせば税金を下げながら福祉も充実できる、と言って非難します。もちろんそういう問題もありますし、それも大事ですが、そこを解決しても、その先には、高い税金を我慢するか、低い医療・福祉を我慢するか、という選択肢しかないのです。

つまり、魔法のような解決はなく、われわれが何を優先したいのか、という「決断」の問題になります。私たちが「小さな政府」を選択するのか、「大きな政府」を選択するのかは、図4（一五五ページ）でいうと「B」の範囲、つまり、社会が組織的に対人援助を行う範囲をどこまで広げるのか、ということと関係しているといえるでしょう。

規模は小さくなりますが、精神医学についても同じことがいえます。**「小さな精神医学」か「大きな精神医学」か。これは、精神科医、というよりは、国民の総意としての決断**です。重症の精神疾患について、それを医療の対象とすることに反対する人は少ないでしょう。では、職場のストレスからの軽症のうつ病や適応障害はどうでしょうか。医療費とは、結局のところその大半は税金です。国民からの税金で、その医療費を賄うべきでしょうか。薬物療法は医療費で賄うとしても、心理療法を行う医師やカウンセラーの人件費はどうでしょうか。復職のためのリハビリテーションは医療費で賄うべきでしょうか。そうではなくてこれらは、自己責任、自己負担とすべきでしょうか。あるいは雇用主である企業の負担とすべきでしょうか。「小さな精神医学」を主張する人であれば、自己負担や企業負担を増やすよう主張するでしょう。一方で、「大きな精神医学」を主張する人は、こうした人たちが治療を受けられずに、病状がますます悪化していくことをみすみす放置することは優しい社会ではない、と考えるでしょう。

「小さな政府」か「大きな政府」かの論争と同じで、この問題には、どちらが絶対に正しい、という形で結着がつくことはありません。また、悪徳政治家を罰したら解決する、という、そんな都合のよい魔法もありません。悪徳精神科医、悪徳カウンセラー、悪徳製薬企業の陰謀で病気が次々につくられている、そうした悪者を罰したら、すべてが解決する、というわけにはいかないのです。つまり、これは、何かを大切にするために何かをあきらめる、という私たちの価値観の問題です。

私たちが「小さな精神医学」を選択するのか「大きな精神医学」を選択するのかは、図5（一五六ページ）でいうとCの範囲、つまり、社会が「医療」という手段を用いて対人援助を行う範囲をどの程度にするのか、ということになります。

ちなみに「小さな精神医学」を主張する人は、低福祉・低医療の「小さな政府」も主張するでしょうか。そうかもしれません。何事においても自己責任と考える、リバタリアニズム（日本語の訳語が定まっていませんが、自由主義を徹底しているという意味で「自由至上主義」といった訳語もあります）の立場です。図5でいうと、三つの「楕《だ》円《えん》」のうち、Bの範囲もCの範囲も狭くなった状態です。（図8）

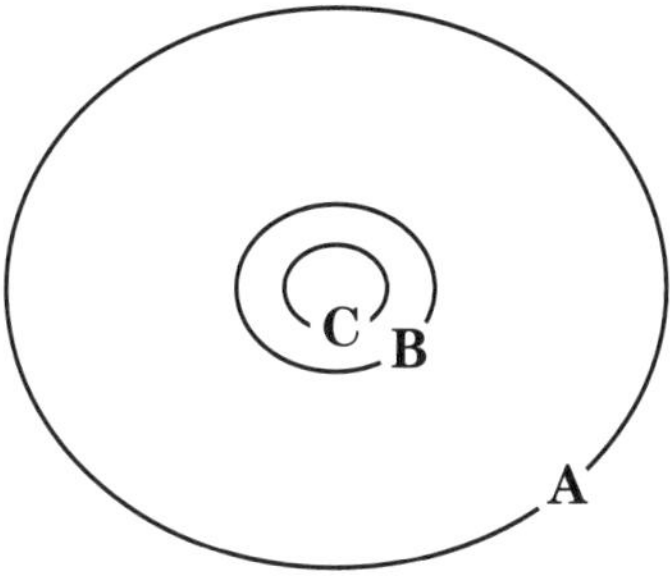

図8　小さな政府と小さな精神医学

しかし、「小さな精神医学」を主張しながら「大きな政府」を主張するということもありえます。精神医学の対象を狭めて、そこからあふれて困っている人たちには、高い税金を前提として、医療ではない手厚い福祉、経済的な補償で対応すべき、という考えをとるかもしれません。図5でいうと、Cの範囲は狭くして、一方でBの範

囲は広くする立場です。(図9)

精神医学という「パイ」の切り分け

さらに複雑なのは、精神医学全体の規模感が決まっても(図5、8、9でいうと、Cの大きさが決まっても)、その中で「パイ」の切り分けをどうするのかという問題が残ることです。うつ病の治療を充実させる一方で、依存症の治療は切り詰めるのか、といった話です。第1部で考えてきたように、今日の精神医学は、その扱う病気の範囲が非常に広くなっています。すべてのことを充実させることができればそれは理想的ですが、そうはいきません。優先順位を決める必要があります。優先順位を決める際には、皆を説得できる理由が必要です。避けるべきなのは、一部の人たちの利害関心だけが重視されてしまうような決め方です。影響力のある政治家の一声で決まるのもよくありませんし、また、声

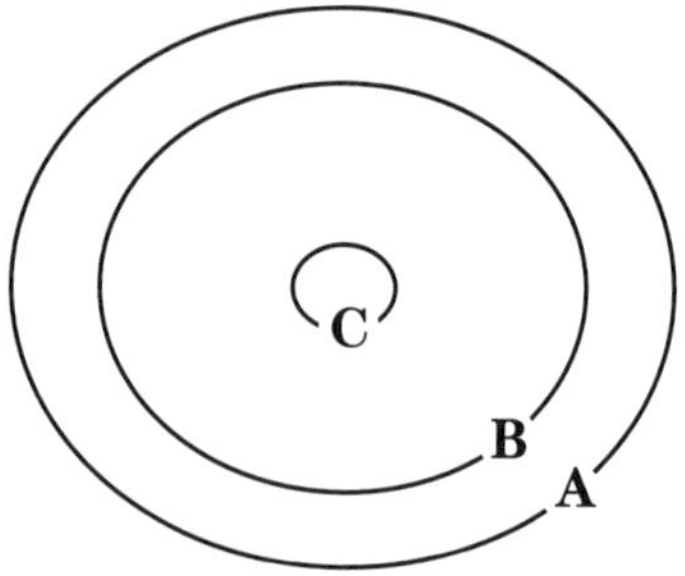

図9　大きな政府と小さな精神医学

の大きい圧力団体の影響で決まるのもよくありません。

もうひとつ避けるべきなのは、一時の感情論で優先順位が決まるようなことです。一九六四年、駐日アメリカ合衆国大使のエドウィン・O・ライシャワー氏が統合失調症患者にナイフで太腿《ふともも》を刺され重傷を負った事件の後、日本では精神科病床が急増していきます。この事件が一つの要因となって、日本の精神科病床が国際比較の上で突出して多いという問題にもつながっているのです。一方で、目立つ事件をきっかけに、あと一歩のところまできていた社会運動がかたちになることもあります。象徴的な出来事が世界を変えていくことは、二〇二〇年にジョージ・フロイド氏が警官に窒息死させられた事件を契機に広がる、Black Lives Matter運動を見ても、強く実感させられます（Black Lives Matterは、訳語が定まっていませんが、私は「黒人の命を粗末に扱うな！」ぐらいが、意味としてはしっくりくるかな、と考えています）。それまで類似する事件がいくつもあった後で、ジョージ・フロイド氏の死の光景が広くメディアで報道されたことで、Black Lives Matter運動が勢いづいたのです。

しかしながら、象徴的な出来事に誘発された感情の高ぶりで社会の方向性を決めていくことは、うまくいくこともありますが、スポットライトの当たったところだけに社会の関心が向けられることで、結果的に大きな不公平を生む可能性もあります。特に、今日のように、感情論がＳＮＳによって大きく煽《あお》られるリスクのある時代には、「感情」を抑えた「冷静な判断」で、どこに人やお金をかけるのかを議論していくことの重要性が増してきています。

特定の集団の損得ではなく、また感情論でもなく、「冷静な判断」によって精神医学の中で何を優先するかを決めるべきだ、というところまでは決まったとしましょう。それでも、この「冷静な判断」自体に、いくつもの可能性があるのです。ある人は、最もつらい状況におかれた人に対し重点的に力を注ぐべきだ、と考えるでしょう。別の人は、最もつらい状況の人にも、それほどでもないけれどもやはり一定の困難を抱えている人にも、同程度に力を注ぐべきだ、と考えるでしょう。また、別の人は、力を注ぐべきは、かけた力に対して効果が期待できる人たちだ、つまり治療効果がありそうな人たちに重点的に力を注ぐべきだ、と考えるでしょう。さらに、別の人たちは、現代を生きている私たちだけでなく、未来の人類のことも考え、新しい治療薬の開発にこそ力を注ぐべきだ、と考えるでしょう。つまり、精神医学内部の「パイ」の分配ということに関しても、いくつもの考え方があり、どれが正しくどれが間違っているわけでもなく、それぞれの考え方が、それぞれの人の持つ価値観なのです。

そもそも精神医学とは何か——まとめとして

第2部では、「こころの病気とは何か」という問題を考えてきました。そして、それは結局、「精神医学とはなんだろうか」ということと同じことを考えている、ということが明らかになってきました。「こころの病気」の範囲、精神医学の範囲を、どの程度広げるかは、社会の側の価値観（ということはすなわち、私たちの価値観）によって大きく左右される、ということも述べてきました。結果として、もっと精神医学の範囲を拡大しようという「大きな精神医学」を将来の精神医学の姿として私たちが選択していくことになるのかもしれませんし、逆に「小さな精神医学」を私たちが選択していくことになるのかもしれません。また、「精神医学」という「パイ」の中でどの部分に優先度を置くのかも将来の私たちの選択にゆだねられています。

私たちが選択するのが、「大きな精神医学」であったとしても、「小さな精神医学」であったとしても、**精神医学は、広い意味での対人援助の一つの要素に過ぎません。**精神医学以外にも、福祉や教育など、別の専門家が行う「対人援助」もありますし、そもそも、「対人援助」に専門性は必要なく、人と人との関係で日常的に行われていることです。精神医学を持ち出すよりも、他の種類の対人援助を行ったほうがうまくいく場合もたくさんあります。そもそも、個人の生き方、ライフ・スタイルなど、精神医学がとやかくいうべきでないこともあります。

とはいっても、**精神医学は、「精神科の病気」を持つ人に対しては、他の種類の対人援助では達成することができない、素晴らしい支援を行うことができます。**このことは、本書の締めくくりの言葉として強調しておきたく思います。

第1部で紹介した様々な「精神科の病気」を、目次を手がかりに、もう一度、眺めてみてください。ひとまとめで考えることはとてもとても難しいほど、それぞれの「病気」は互いに異なっています。症状も様々ですし、軽めの病気から重めの病気まで、様々です。薬が効きやすい病気もあればそうでない病気もあります。

それでも、共通点があります。これらの「病気」を持つ人が、精神科を受診したとき、精神科で働く医師、看護師、心理師、精神保健福祉士、作業療法士、薬剤師、などの専門職は、「精神医学」という「専門性」を発揮して、他の種類の対人援助ではできないような支援を行うことができるのです。

重症のうつ病で入院となったけれども一か月の治療で劇的に改善し職場復帰した人、身体の治療も含めた粘り強い治療により重症の摂食障害が五年の年月を経て大幅に改善した人、統合失調症の幻覚・妄想の再発を予防しながら就労に成功した人、市販の睡眠薬に依存症になっていたけれども睡眠に関する正しい知識を持つことで睡眠薬を中断できた人、強迫症による戸締まりの確認行為が治りきってはいないけれどもその時間は半分ぐらいで済むようになり症状と折り合いをつけながら仕事を続けている人、などなどです。

まだまだ、例は挙げることはできますが、精神科の病気のある人へのこうした支援は、福祉、教育など他の種類の対人援助だけでは実現できないことであり、また、私的な対人援助だけでも実現できないことです。精神医学ならではの専門性に基づいた対人援助こそが、これらの場合に、その力を発揮するのです。

あとがき

精神医学について本を書くときには、お作法があります。まず、本全体を、総論と各論にわけます。総論では、脳科学、心理学、治療法、症候学（不安、うつ、など、それぞれの症状についての解説）、診察のしかたの基礎、社会との関係、を順番に系統だって紹介していきます。そして、各論ではそれぞれの病気について解説します。私の勤務する医学部でも、精神医学を学ぶのは初めて、という人に、最初はその順番で講義を行っていました。ただ、途中で気づいたのは、それぞれの病気についての解説をする前に総論の話をすると、とても退屈なのです。それで、全部の講義の前に、一コマだけ、精神科全体をざっと見渡す授業をするようにしました。本書は、その最初の一コマの授業をもとにして、ふくらませたものです。

この短い本で、精神科全体のことをすべて書ききるのはとても無理ですので、とにかく、おおよそのイメージをつかんでもらうことを優先しました。冒頭にも書きましたが、イメージをつかむには、話が秩序だっているよりも、あっちにいったりこっちにいったりしながら、繰り返しもありながら、のほうがうまくいくので、わざとあちこちに飛んだり、大事なことがすっかり抜けていたり、大事でないことにページを割いたりをしています。

それと、これは自己反省も含めてなのですが、精神科医は精神科医に向けて、あるいは精神科のことを結構勉強している人に向けて、内輪向けの話をしてしまいます。そういう内輪向けの話を聞いたこの分野に詳しくない人は、きっと自分は勉強不足だから、この話についていけないのだろう、と思ってしまいます。私も、精神医学を専門とする前に、精神医学の本をいくつも読んでそういう経験をしました。その後、精神医学を学んできてわかったことは、たしかに、自分の経験が足りないからあのときはあの本に書かれていた意味がわからなかったが今はわかるようになった、ということはあります。けれども、今でもまだわからないことがいくつもあります。それは、やはり本を書く側の問題だと、今では思っています。

本書は、内輪向けの話をできる限り取り除く努力をしました。そして、世の中のいろいろなことに関心があるけれども、その一つとして精神医学のことにも関心のある人を読者として想定して書いてみました。できる限り、精神医学の中の話ではなく、精神医学の外の話とつなげる工夫をしてみました。

結果、政治の話をしてみたり、哲学の話をしてみたり、私の専門範囲を超えることも書くことになりました。特に、後半の「病気」とは何か、というテーマになると、それだけで、専門の哲学の分野があるぐらいですので、とてもではないですが、本当は私の手にあまることです。精神医学からはみ出した部分は、私は、読者の皆さんと同じく素人ですので、私の勘違いは大目に見ていただけるとありがたいです。

こういう思い切ったことをすると、この本は若い人たち向けですのでまあそんなことはないとは思いますが、たまたまそれぞれの専門の方が手に取って、いろいろお叱りを受けるかもしれません。ただ、それぞれの専門家が、ここは自分のシマで、百パーセント間違いない、ということだけを話すようにしていると、若い読者の方々が、広く教養を身につけていくことができません。たくさんのことは覚えたけれど、それらが結局どうつながっているのか、自分の言葉で説明できなくなってしまうのです。

本書で繰り返し述べてきたように、精神医学がどうあるかは社会がどうあるかということと深く関係しています。本書から感じられたことを、今度は、社会、経済、政治、歴史、など様々な分野の知識と、皆さんの頭の中でつないでいただければ、嬉《うれ》しいです。精神科の病気を持つ人の人生は、社会が変わるだけでも変わる部分がかなりありますので、これからよりよい社会をつくっていこうという皆さんは、そのよりよい社会の中の一角に、「精神医学」というテーマがあることを意識していただければ嬉しいです。もうひとつ、そんな大げさなことではなくて、この本の読書体験が皆さんの脳へのよい刺激となり、皆さんの認知予備能が少しでも上昇したとしたら、著者としてはその務めを果たしたことになります。

chikuma primer shinsho

ちくまプリマー新書387

はじめての精《せい》神《しん》医《い》学《がく》

二〇二一年十月十日　初版第一刷発行

著者　村井俊哉（むらい・としや）

装幀　クラフト・エヴィング商會

発行者　喜入冬子

発行所　株式会社筑摩書房
東京都台東区蔵前二-五-三　〒一一一-八七五五
電話番号　〇三-五六八七-二六〇一（代表）

印刷・製本　中央精版印刷株式会社

ISBN978-4-480-68411-0 C0211 Printed in Japan